T0278567

Dime dónde te duele, y te diré por qué

MICHEL ODOUL

Dime dónde te duele, y te diré por qué

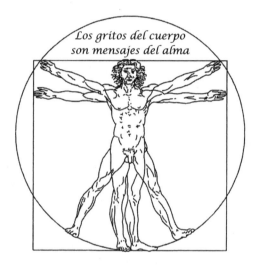

Los gritos del cuerpo son mensajes del alma

Elementos de Psicoenergética

Prefacio del doctor Thierry Médynski
Dibujos e ilustraciones del autor

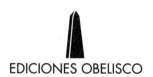

EDICIONES OBELISCO

Si este libro le ha interesado y desea que le mantengamos informado
de nuestras publicaciones, escríbanos indicándonos qué temas son de su interés
(Astrología, Autoayuda, Psicología, Artes Marciales, Naturismo,
Espiritualidad, Tradición…) y gustosamente le complaceremos.

Puede consultar nuestro catálogo en www.edicionesobelisco.com

Colección Salud y Vida natural
DIME DÓNDE TE DUELE, Y TE DIRÉ POR QUÉ
Michel Odoul

Título original: *Dis-moi où tu as mal, je te dirai pourquoi*

1.ª edición: mayo de 2023

Traducción: *Susana Cantero*
Maquetación: *Juan Bejarano*
Corrección: *Elena Morilla*
Diseño de cubierta: *Enrique Iborra*

© 1994, Éditions Dervy
© 2002, 2018, 2022, Éditions Albin Michel
(Reservados todos los derechos)
© 2023, Ediciones Obelisco, S. L.
(Reservados los derechos para la presente edición)

Edita: Ediciones Obelisco, S. L.
Collita, 23-25. Pol. Ind. Molí de la Bastida
08191 Rubí - Barcelona - España
Tel. 93 309 85 25
E-mail: info@edicionesobelisco.com

ISBN: 978-84-1172-005-2
DL B 7697-2023

Impreso en los talleres gráficos de Romanyà/Valls S. A.
Verdaguer, 1 - 08786 Capellades - Barcelona

Printed in Spain

*A ese Maestro Interior que tan bien sabe
inspirarnos cuando dejamos que la vida viva
y respire en nosotros...*

Prefacio

Para la medicina occidental, determinado mapa genético predispone a determinada enfermedad. Esta predisposición puede ser congénita (mapa genético del HLA)[1] o adquirida (mutación cromosómica). Para Oriente, la enfermedad atestigua la presencia de un obstáculo en la realización del Camino de Vida. La consciencia expresa así, mediante trastornos energéticos generadores de enfermedades, las trabas con las que se tropieza para su plena expansión.

Estas dos visiones no son forzosamente incompatibles, sobre todo cuando sabemos que en los ratones, por ejemplo, ciertas experiencias de estrés provocado pueden generar alteraciones cromosómicas. Por ello, aun teniendo exactamente el mismo mapa genético, un individuo expresará la enfermedad, mientras que otro gozará de buena salud.

Para no meternos en complejas y azarosas manipulaciones genéticas, parece más simple, más lógico y menos costoso (en este período de restricciones presupuestarias) comprender los mecanismos psicoenergéticos que subtienden la enfermedad, con el fin de recuperar el estado de salud.

En lo que atañe a esto, el libro de Michel Odoul representa un perfecto manual práctico para uso de todos aquellos que busquen claves que les permitan descodificar el lenguaje del cuerpo. Con su lectura, tal vez aprendamos a dejar de ver la enfermedad como fruto del azar o de la fatalidad, y a verla como un mensaje de nuestra consciencia, de nuestro ser interno, de nuestro Maestro Interior. Quizá seamos capaces de descubrir detrás de determinado padecimiento una «enfermedad creadora», en el sentido de un medio de progresión en nuestra evolución.

---

1. El sistema HLA es el complejo principal de histocompatibilidad humano. (*N. de la T.*)

Desvelándonos con claridad y sencillez los mecanismos psicoenergéticos que rigen la organización del macrocosmos y del microcosmos según la perspectiva taoísta, el autor nos va guiando por el descubrimiento del sentido, dependiendo de la localización del síntoma. Nos aporta el fruto de su experiencia en lo que respecta al delicado problema de la lateralidad de los síntomas. Esta cuestión ha sido para mí durante mucho tiempo un amplio tema de interrogantes, rara vez abordados o bien oscurecidos por conclusiones contradictorias. La respuesta aportada en este libro ha iluminado mi experiencia de la enfermedad como paciente, al igual que puede proporcionar una inestimable guía en el ejercicio médico. Me parece tanto más acertada cuanto que está en concordancia con la visión de las tradiciones occidentales, tal como lo ha señalado, por ejemplo, Annick de Souzenelle.

Este proceso tiene, a pesar de todo, un coste, porque nos cuesta crecer y adquirir nuestra responsabilidad y nuestra libertad. A ese precio cobra la vida todo su sentido, pero para ello necesitamos renunciar a refugiarnos detrás de la imagen omnipotente del médico «salvador-sanador».

Este libro puede ser útil también para médicos que deseen ampliar su campo de conciencia, más allá de un simple acercamiento mecanicista del hombre, para guiar a cualquier ser en la comprensión y la realización de su camino. Dado que el objetivo capital del siglo XXI reside en la reconciliación de los opuestos, quizá podamos soñar con un día en el que medicina alopática, homeopatía, acupuntura, enfoque psicosomático y medicina oriental (o por lo menos los principios filosóficos subyacentes) convivan en armonía.

Doctor Thierry Médynski

El doctor Médynski, médico homeópata y psicosomatista, es asimismo coautor del libro Psychanalyse et ordre mondial *publicado en las ediciones Montorgueil.*

ADVERTENCIA

Todos los ejemplos citados en este libro son reales. No obstante, por razones de anonimato, se identifica a las personas solamente con nombres propios que, a su vez, han sido modificados. Cualquier parecido con alguien que lleve el mismo nombre y esté viviendo la misma situación es, sin duda, señal de que lo que está escrito en este libro es acertado, pero en ningún caso de que se trate de esa persona.

*«Ningún hombre te puede revelar nada,
a no ser aquello que ya reposa adormilado
en el alba de tu conocimiento...»*

—KHALIL GIBRAN—

Introducción

«Vivimos una época moderna», decía un locutor de radio de los años 70. Vivimos una época en la que la comunicación y sus medios nunca han estado tan desarrollados, ni han sido tan potentes y «competentes». La imagen del hombre moderno es la de ese «ejecutivo dinámico» que tiene encima de su escritorio teléfonos fijos o móviles, *smartphone*, tabletas y ordenador, accesorios estos que representan el poder de comunicarse con el mundo entero y en todo momento.

No obstante, el cuadro dista mucho de ser así de idílico. Esa comunicación, en efecto, con demasiada frecuencia está vacía y no mantiene viva otra cosa que la ilusión de sí misma. Todos esos artilugios no son, de hecho, más que prótesis, excrecencias, compensadoras de nuestra incapacidad de ser y de conversar de verdad. Cada vez que los usamos nos permiten hacer un poco más de trampa o transcender nuestro miedo al otro. Basta con constatar el éxito fulgurante de los SMS o de los correos electrónicos para convencernos de ello.

Nuestro modo de vida actual, la omnipresencia y el poder soberano de los medios, la trampa del materialismo y del consumo y la aceleración permanente de nuestro día a día nos han ido conduciendo poco a poco a confundir vida con existencia, vida con agitación, vida con frenesí. Esto se ha hecho con nuestro consentimiento implícito, incluso a petición nuestra. Cada vez más, cada vez más deprisa, pero ¿para qué? ¿Para despertarnos un día, sea cual sea la edad, enfermos o deprimidos y realizando la triste constatación de haber pasado de largo por nosotros mismos, por nuestra vida?

Nuestra sociedad, la educación que hemos recibido y también cierta facilidad nos han conducido a buscar la pura satisfacción de nuestros deseos. De modo que aprendemos a gestionar, controlar, dominar, poseer o comunicar. Esta carrera del señorito[1] nos aleja cada día un poco más de nosotros mismos y nos vacía de nuestra propia sustancia. Tan sólo la muerte o la enfermedad, por obligación y por fuerza, vuelven a ponernos de cara a nosotros mismos.

¿Quién es ese hombre al que, en ese momento, descubrimos tristemente en el espejo? ¿Qué significa ese cuerpo que nos duele? ¿Quién es ese ser prácticamente desconocido que yace ahí, en esa cama? Es, sin embargo, nuestro primer y único interlocutor auténtico. Aquel con el que nunca hemos hablado de verdad, ni nos hemos tomado el tiempo de reconocerlo, es decir, ¡nosotros mismos! Este descubrimiento es tan intolerable, que le pedimos a nuestro médico que nos dé algo para obligar a callar a esos padecimientos que no deben tener sitio en nuestra vida. No obstante, ¡si supiéramos! Estas dolencias no son, de hecho, sino gritos desesperados que la vida y nuestro cuerpo nos envían. Son señales de alerta, testigos de nuestros desequilibrios, pero nosotros no podemos oírlos y mucho menos comprenderlos.

El propósito de este trabajo es paliar esta carencia permitiéndonos volver a abrir los oídos.

Vamos a recolocar al ser humano en su contexto de vida y en su globalidad. Vamos a estudiar las razones y las reglas de funcionamiento de ese juego extraordinario que es la vida. Vamos, finalmente, a aprender a reconocer y a comprender nuestros dolores, tensiones y padecimientos, con el fin de poder acusar recibo del mensaje y hacer lo que convenga para que la cosa cambie.

Tras numerosos años de práctica de las técnicas energéticas, y en particular del shiatsu, he podido constatar hasta qué punto el cuerpo de cada uno de nosotros habla (grita, incluso) de aquello que realmente padecemos en el fondo de nosotros mismos. Nuestra realidad profunda, nuestro inconsciente, nuestra psique, nuestra alma (que cada cual elija), nos hablan, están permanentemente diciéndo-

---

1. Carrera en la que el de detrás lleva al de delante agarrado del cuello y de los fondillos del pantalón. *(N. de la T.)*

nos lo que no funciona. Pero nosotros no escuchamos y no oímos. ¿Por qué?

Las razones de nuestra «sordera» son dobles. Para empezar, no somos capaces de estar a la escucha de los mensajes «naturales» que se nos envían (sueños, intuiciones, premoniciones, sensaciones físicas, etc.), o no nos apetece hacerlo. Así pues, estos tienen que volverse cada vez más fuertes y potentes (enfermedades, accidentes, conflictos, muerte, etc.) para que por fin los oigamos o para obligarnos a parar por la fuerza. La segunda razón es que, si bien la mayor parte del tiempo no podemos evitar percibir el dolor (¿cómo hacer otra cosa?), no sabemos descodificarlo, leerlo. Él entonces, tan sólo puede servir para detener momentáneamente el proceso inadaptado en el que estamos, pero no para comprenderlo ni para cambiarlo radicalmente. Nadie nos ha enseñado, en efecto, a traducir todo esto. Nuestra parcelaria ciencia ha separado nuestro cuerpo de nuestro espíritu. Lo considera, lo disecca y lo estudia como una máquina, y nuestros médicos, en su mayoría, se han convertido en excelentes mecánicos. Somos como marineros que reciben mensajes en morse, cuando nunca lo han aprendido. El bip-bip incesante acaba siendo desagradable y nos incomoda, nos molesta. Llegados ahí, recurrimos al mecánico de a bordo para que bloquee el sistema, o bien, todavía más grave, corte los cables para hacerlo callar y así tener una paz aparente. Lo único: resulta que el bip-bip nos estaba avisando de que había una brecha en el casco y el barco se estaba yendo a pique.

Este lenguaje es el que vamos a aprender a descodificar en este libro. Pero también vamos a intentar comprenderlo. No me parecería bueno espetar simplemente que, si te duele en tal sitio, eso quiere decir tal cosa. Eso sería hacer sintomatología elaborada. Creo importante explicar también por qué esto funciona así. Por eso este libro está dividido en tres partes muy claramente perceptibles.

En la primera, propondré un acercamiento filosófico global al hombre y a su existencia, recolocándolos a ambos dentro de un conjunto coherente en el que los elementos están vinculados entre sí.

Con eso podremos comprender mejor «las razones de la elección», conectando la psique, el alma y la psicología consciente e inconsciente con ese cuerpo físico del que hemos hablado. Descubriremos así hasta qué punto las conexiones que pueden establecerse entre el cuerpo y el espíritu no son ni mágicas ni esotéricas, sino la pura traducción biológica de nuestros estados psíquicos.

En la segunda parte de este libro, me voy a basar en la codificación de las energías realizada por la M.T.C. (Medicina Tradicional China) y voy a recolocar al hombre en su entorno energético, el Yin, el Yang y los meridianos de energía conocidos por la acupuntura. A través de ellos, veremos cómo están conectadas esas manifestaciones entre sí dentro de nosotros.

En la tercera y última parte, haré un «balance de la situación». Daré la explicación sencilla del papel que desempeñan cada parte y cada órgano de nuestro cuerpo. Mostraré, finalmente, qué efectos son producidos por qué «causas», es decir, ofreceré la simbología de los mensajes del cuerpo.

PRIMERA PARTE

Algunos datos filosóficos
¿Cuál puede ser el juego de la vida?

«Aquel que tiene una idea acertada de la providencia no se queda al pie de una pared que amenaza ruina».

—MONG TSÉ—

Me parece difícil comprender las relaciones entre el cuerpo y el espíritu –y, por consiguiente, el significado de las dolencias del cuerpo en relación con los moretones del alma– si no ampliamos la mirada que dirigimos hacia lo humano y hacia la vida. Si, en efecto, nos quedamos en el estadio del hombre «máquina», es decir, compuesto de piezas independientes e intercambiables en función de los progresos técnicos de la ciencia, las relaciones que voy a establecer más tarde, o bien que han sido establecidas por algunos otros autores, parecerán contener magia, videncia o rasgos de lo imaginario puro y simple.

Porque, en efecto, ahí es donde se sitúa la cuestión, a saber: cómo y por qué conectar las manifestaciones físicas, los síntomas, las enfermedades o los accidentes con lo que ocurre, con lo que está en juego dentro de nosotros. La observación mecanicista no puede hacerlo, porque su mirada está demasiado «pegada» al síntoma, su campo de observación es demasiado restringido, tanto en el tiempo como en el espacio. Esto le impide ir a la auténtica causa, que desde su perspectiva solamente puede justificarse por el azar (accidente) o por elementos que son externos a nosotros (virus, microbios, alimentación, entorno, etc.).

Ampliando nuestra mirada y observando al hombre en su globalidad física y temporal, podremos volver a conectar las cosas de nuevo. Eso es lo que se suponía que hacían las religiones (del latín *religere*, que significa 'vincular'), dando al ser humano su verdadera dimensión, que es antes que nada espiritual. Con esto quizá podremos comprender la razón de ser del hombre y, por consiguiente, también las razones de su malestar.

El proceso de encarnación

Según la codificación oriental, la vida salió del Caos. Magma informe, desorden aparente que la ciencia moderna y en especial la mecánica cuántica están «descubriendo» hoy, el Caos se ordenó bajo la acción de una fuerza estructuradora, el Tai Chi. Este, a su vez, se estructuró manifestándose mediante el Yin y el Yang, cuyas representaciones terrestres son el Cielo (Yang) y la Tierra (Yin) (*véase* ilustración del apartado «Cómo funcionan, se estructuran y se equilibran las energías»).

Situado entre estos dos polos, el hombre es la reunión de estas dos expresiones energéticas del Tao, sobre las que tendré ocasión de volver posteriormente. Procedente del magma caótico, el ser humano no es, visto así, sino una vibración energética sin forma aparente, a la que los taoístas llaman el Chenn Prenatal, y a la que nosotros, según nuestras creencias, calificamos de espíritu o de alma. Para poder existir, este Chenn elegirá sustentarse en las vibraciones Yin de una mujer (la madre) y las vibraciones Yang de un hombre (el padre). La sabia mezcla de estas tres energías (Chenn + energía de la madre + energía del padre) le permitirá encarnarse, es decir, existir dentro de un cuerpo físico.

Este proceso de encarnación, por supuesto, es mucho más elaborado. Escribí sobre este tema otro libro más completo, y en un capítulo posterior explico cómo sucede esto en el plano de las energías. La explicación nos basta aquí para permitirnos comprender la continuación. Pero nos resulta interesante estudiar cómo se desarrolla este proceso sustentándose en las nociones de Cielo Anterior y de Cielo Posterior, siguiendo una especie de hilo conductor que es lo que la Tradición llama «el Camino de Vida». Me gusta también mucho el término que utiliza Paulo Coelho en su bellísimo libro *El Alquimista.* Lo llama «la Leyenda Personal». Expresa bien también el significado profundo e iniciático de lo que es el Camino de Vida.

El Camino de Vida o la Leyenda Personal

El Camino de Vida es una especie de hilo conductor que todo ser humano va siguiendo en el transcurso de su existencia. Lo podemos comparar con el guion de una película o con la «hoja de ruta» de los corredores de *rallies* actuales. Nosotros avanzamos por ese camino utilizando un vehículo particular, que es nuestro cuerpo físico. Los orientales nos proponen una imagen muy interesante para ese vehículo y ese Camino de Vida. Somos, dicen, como una carreta, una calesa que representa nuestro cuerpo físico y que circula por un camino que simboliza la vida o, más bien, el Camino de Vida. Veamos hasta dónde podemos forzar esta imagen.

El camino por el que circula la calesa es un camino de tierra. Como todos los caminos de tierra, comporta «socavones», baches, jorobas, piedras, roderas y cunetas a ambos lados. Los baches, las jorobas y las piedras son las dificultades, los topetazos de la vida. Las roderas son los esquemas ya existentes que nosotros recogemos de los demás y reproducimos. Las cunetas, más o menos profundas, representan las reglas, los límites que no hay que rebasar so pena de accidente. Este camino a veces comporta curvas que impiden la visibilidad o a veces atraviesa zonas de bruma o tormentas. Estas son todas esas fases de nuestra vida en las que estamos «sumidos en la niebla», en las que tenemos dificultad para ver claro o para podernos anticipar, porque no podemos «ver por delante».

De esta calesa tiran dos caballos, uno blanco (Yang), que va a la izquierda, y uno negro (Yin), que va a la derecha. Estos caballos simbolizan las emociones, lo cual nos muestra hasta qué punto son ellas las que tiran de nosotros, incluso las que nos conducen por la vida. La calesa la conduce un cochero, que representa nuestro mental, nuestro consciente. Posee cuatro ruedas, dos delante (los brazos), que marcan la dirección o más bien significan la dirección dada por el cochero a los caballos, y dos detrás (las piernas), que llevan y transportan la carga (además, siempre son más gruesas que las de delante). En el interior de la calesa hay un pasajero al que no se ve. Se trata del Maestro o Guía Interior de cada uno de nosotros, de nuestro No-Consciente, de nuestra Consciencia Holográfica. Algunos lo llaman «el Ángel de la Guarda».

Nuestra calesa personal va avanzando, pues, por el camino de la vida, dirigida en apariencia por el cochero. Digo en apariencia, sí; porque, si bien es él, en efecto, quien la conduce, de hecho es el pasajero el que ha indicado el destino. Volveremos a encontrar esta explicación posteriormente en el tema del Cielo Anterior y del No-Consciente y en el de las opciones establecidas por el Chenn Prenatal, y después por el Chenn encarnado. Así pues, el cochero, que es nuestro mental, conduce la calesa. De la calidad de su vigilancia y de su conducción (firme pero con suavidad) dependerán la calidad y la comodidad del viaje (existencia). Si trata con brutalidad a los caballos (emociones) y los hostiga, estos se pondrán nerviosos o se desbocarán en un momento dado y correrán el riesgo de llevar la calesa hacia el accidente, del mismo modo que nuestras emociones nos conducen a veces a actos irrazonables, incluso peligrosos. Si el conductor va demasiado relajado, si le falta vigilancia, el tiro se meterá en las roderas (reproducción de los esquemas parentales, por ejemplo), y con ello nosotros seguiremos las huellas de los demás, exponiéndonos a acabar en la cuneta como ellos, si ellos acabaron así. Del mismo modo, si no está vigilante, el cochero tampoco sabrá evitar los baches, las jorobas y los socavones (golpes, errores de la vida) y el viaje será incomodísimo para la calesa, para el cochero y para el Maestro o Guía Interior.

Si se duerme o no sujeta las riendas, entonces serán los caballos (emociones) los que dirigirán la calesa. Si el más fuerte es el caballo negro (porque lo hemos alimentado mejor...), la calesa tirará a la derecha y será guiada por las imágenes maternas emotivas. Si el que domina y al que mejor tratamos es el caballo blanco, la calesa tirará a la izquierda, hacia las representaciones paternas emotivas. Cuando el cochero conduce demasiado rápido, cuando fuerza en exceso, como a veces hacemos, o si se desbocan los caballos, nos caemos a la cuneta, se produce el accidente que detiene todo el tiro de modo más o menos violento y con más o menos estragos (accidentes y traumas).

A veces se suelta una rueda o una pieza de la calesa (enfermedad), ya sea porque era frágil, ya sea porque la calesa pasó por demasiadas jorobas y se metió en demasiados hoyos (acumulación de comportamientos, de actitudes inadecuadas). En ese caso hay que reparar, y, según la gravedad de la avería, podremos hacerlo nosotros mismos (reposo, cicatrización) o tendremos que recurrir a alguien que nos saque de apuros (medicina alternativa, natural) o, si es aún más grave, a un mecánico (medicina moderna). Pero, de todos modos, será importante que no nos conformemos con cambiar la pieza. Será esencial que reflexionemos sobre la conducta del cochero y sobre la manera en la que vamos a modificar nuestros comportamientos, nuestras actitudes frente a la vida, si no queremos que se repita «la avería».

A veces, la calesa atraviesa zonas de escasa visibilidad, o sea, que no vemos realmente adónde vamos. Puede tratarse de una simple curva. Podemos verla y prepararnos para su llegada anticipándola. Para ello tenemos que reducir velocidad, identificar en qué sentido tuerce el camino y seguir la curva sujetando bien a los caballos (dominar por ejemplo nuestras emociones cuando estamos viviendo una fase de cambio voluntaria o impuesta). Cuando se trata de bruma o de tormenta, nos es más difícil conducir nuestra calesa. Tenemos que «navegar sin instrumentos», refrenando la marcha y fiándonos de los bordes inmediatos del camino. En esta fase tenemos que tener confianza total –por no decir «ciega»– en el Camino de Vida (leyes naturales, reglas de la Tradición, fe, etc.) y en el Maestro o Guía Interior (No-Consciente) que ha elegido ese camino. Son esas fases de la vida en las que estamos perdidos «en la niebla» y en las que ya no sabemos adónde vamos. En esos momentos, no podemos hacer otra cosa que dejar que la vida nos muestre el camino.

A veces, en fin, llegamos a encrucijadas, a bifurcaciones. Si el camino no está jalonado, no sabemos qué dirección tomar. El cochero (el mental, el intelecto) puede tomar una dirección al azar. Grande es el riesgo de equivocarse, incluso de perderse. Cuanto más seguro esté de sí mismo el cochero, cuanto más convencido esté de conocerlo todo y de dominarlo todo, más querrá y creerá saber qué dirección elegir y más grande será el riesgo. Estamos en este caso en el imperio de la «tecnocracia racionalista», en la que la razón y el intelecto creen poder resolverlo todo. En cambio, si es humilde y sincero consigo mismo, le preguntará al pasajero (Maestro o Guía Interior) qué camino tomar. Este sí sabe adónde va, conoce el destino final. De modo que podrá indicárselo al cochero, el cual lo tomará, a condición de que haya sido capaz de oírlo. En efecto, la calesa a veces, al ir rodando, hace mucho ruido, y es necesario detenerse para poder dialogar con el Maestro o Guía Interior. Esto son las pausas, los retiros que hacemos a veces para localizar dónde estamos, porque en ocasiones nos perdemos.

He ahí una imagen sencilla pero que representa realmente bien lo que es el Camino de Vida. Gracias a ella podemos comprender fácilmente de qué manera ocurren las cosas en nuestra vida y qué es lo que puede provocar un derrape. Vamos a ampliar un poco esta presentación abordando las nociones de Cielo Anterior, de Cielo Posterior, de Consciente y de No-Consciente, que pertenecen a la estructura del Camino de Vida, de la Leyenda Personal.

EL CIELO ANTERIOR Y EL CIELO POSTERIOR

La filosofía taoísta considera que existen dos planos en la vida de un hombre. El primero es el que precede a su nacimiento y el segundo el que se sitúa después. El nacimiento marca, en efecto, el paso del umbral existente entre estos dos «Cielos», tal como los califica esta filosofía. El Cielo Anterior representa todo lo que «es» o sucede antes del nacimiento, es decir, del momento en el que el hombre se manifiesta en nuestro mundo. El Cielo Posterior simboliza todo lo que «es» o sucede después, hasta la muerte. El esquema que sigue nos permite visualizarlos mejor. Basándonos en él, vamos a detallar estos diferentes niveles.

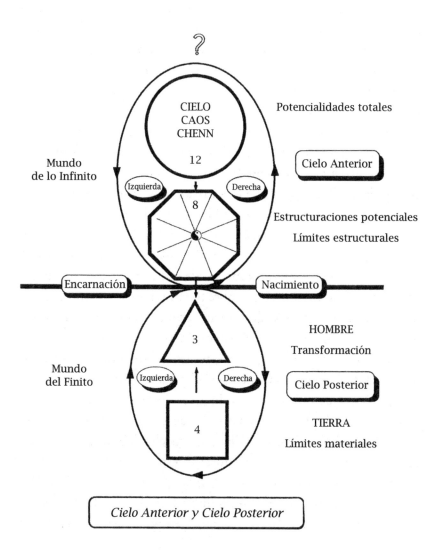

Cielo Anterior y Cielo Posterior

El Cielo Anterior

¿Qué ocurre en su nivel? ¿Qué es lo que está en juego en ese estadio? El Cielo Anterior representa toda la fase preexistencial de un individuo. Ahí es donde existe y se estructura el Chenn Prenatal, ese Chenn que puede ser considerado como lo que más se acerca, conceptualmente hablando, a nuestra alma occidental. Este Cielo corresponde al mundo de lo infinito, porque no tiene límites, ni en el tiempo ni en el espacio. Lleva dentro de sí todas las potencialidades de la vida y se puede representar mediante un círculo (en el que todos los puntos que lo componen están a igual distancia del centro). Estamos en el nivel del Caos, del magma original. El Chenn Prenatal individual pertenece a este mundo igual que la gota de agua al océano. Esta conserva su «consciencia» individual de gota de agua, sin dejar de tener presente en su memoria su pertenencia a lo global.

Me gusta utilizar, para ilustrar esta consciencia, la imagen del holograma. En un holograma, en efecto, todos y cada uno de los puntos se sitúan de manera coherente (luz) porque «conocen», porque llevan dentro de sí todos los datos, la memoria, de los demás puntos. Esta es la razón por la que yo utilizo para el Chenn o la Consciencia, con C mayúscula, el término de «Consciencia Holográfica». Encontramos esta Consciencia Holográfica en el nivel más sutil del ser humano. Permite comprender mejor cómo puede ordenarse el crecimiento celular desde el huevo hasta el hombre (o el animal), así como el proceso permanente de renovación celular. Permite también adelantar una hipótesis interesante para esos extraordinarios misterios que son, por un lado, la cicatrización, y, por el otro, las enfermedades «estructurales», como los cánceres, las enfermedades autoinmunes o el sida.

El objetivo de cada Chenn individual es realizar su Leyenda Personal, y para ello tiene que vivir todas las polaridades existenciales, con el fin de transcenderlas y de convertirse en lo que llamamos un ser «realizado». Todos tenemos nuestros «trabajos de Hércules» que realizar (*Dis-moi pourquoi cela m'arrive MAINTENANT*, Albin Michel, 2016). Dado que los límites materiales del mundo manifestado (tiempo, espacio, materia) no permiten una vivencia simultánea de todas las potencialidades, el Chenn tendrá que rectificar cierto número de veces para agotar la paleta disponible. Esta realización pasa por lo vivido. De modo que tendrá que encarnarse, es decir, aprender en una escuela particular, que es la de la vida. Pero, al igual que en la escuela, ciertas clases o ciertas lecciones pueden ser a veces muy difíciles de integrar, de aceptar o incluso simplemente de comprender. El Chenn en esos casos tiene que repetir curso. Tendrá que reencarnarse para continuar la lección en el punto en el que esta fue abandonada. Este es el principio mismo de la reencarnación. Veremos, por otro lado, más adelante que existe un principio equivalente, la «reproducción de los esquemas», para el Cielo Posterior, la vida consciente y presente.

Estamos en presencia del concepto «kármico» de la vida, del que ya han hablado algunos autores. Yo tan sólo quisiera recordar enérgicamente el argumento de base del karma, porque a veces se propone de una manera poco satisfactoria. Se trata, en efecto, de una conceptualización evolutiva de la vida y no de una filosofía punitiva, como a veces hablan de él, lo creen o lo hacen creer ciertas mentes, culpables ellas mismas, marcadas por su cultura judeocristiana. No regresamos para expiar, pagar o sufrir el castigo de comportamientos pasados. Todo esto es maniqueo y en modo alguno corresponde al nivel energético de las cosas, en el que no existen las nociones de bien y de mal. Por otro lado, todo esto no puede tener sentido «histórico» en la concatenación de los karmas, ya que las nociones de valor cambian según las épocas, las tradiciones y las culturas. El principio kármico es mucho más simple y descansa en la necesidad de experimentación y de integración de todas las potencialidades de la vida. La escuela de la vida se desarrolla como todas las escuelas (qué casualidad), es decir, con clases, recreos, lecciones que aprender y que comprender hasta que las hayamos integrado, y también, por supuesto, con «facturas» para nuestros comportamientos no apropiados (o sea, si no respetamos las reglas del juego, si tenemos mala conducta).

En esto es en lo que pueden existir la confusión y la amalgama con lo punitivo. Pero factura no quiere decir castigo. Factura significa que a cada cosa le va asociado un efecto, que para cada comportamiento existe un resultado, y que si ese comportamiento no está en concordancia con las reglas de funcionamiento de las cosas, produce un resultado que no es satisfactorio o agradable. Tomemos un ejemplo sencillo. Si nos apetece algo dulce, sabemos que ese dulce nos lo dará un pastel. Nos lo comemos y, efectivamente, nuestra necesidad de dulce queda satisfecha. Si estamos cerca de una placa calefactora y tenemos frío en las manos, iremos a calentarnos a esa placa. Pero también sabemos que una placa calefactora puede quemar y que, por eso mismo, debemos respetar cierta distancia en relación con ella. No obstante, si, por ejemplo, llevamos prisa, y para calentarnos las manos más rápido las acercamos demasiado a la placa, la factura de esta actitud será una quemadura. Esta quemadura, por consiguiente, en ningún caso es un castigo, sino simplemente el resultado de un comportamiento inadaptado, que no respeta uno de los criterios de la situación. El proceso es exactamente similar en el plano psicológico. *No hay en todo esto castigo alguno —es decir, sanción establecida, decidida y aplicada por alguien o algo externo o transcendente—, sino sencillamente el efecto, el resultado lógico de un procedimiento comportamental dado.* En este caso concreto, ese comportamiento no estaba en concordancia con las leyes del contexto. De modo que produjo una factura negativa, el sufrimiento, la quemadura. En el caso del pastel, el comportamiento de compra sí está en concordancia y produce una factura positiva que es la satisfacción de la apetencia. Pero si el comportamiento de compra se vuelve excesivo (bulimia), pierde su concordancia con las leyes naturales y se convierte en portador de una factura negativa, que es la ganancia de peso.

Volvamos ahora al Cielo Anterior. ¿Cómo transcurren las cosas? El Chenn decide vivir, realizar su Leyenda Personal, su Camino de Vida, y aprender así una lección de esa vida. Esa lección, para que pueda aprenderse, debe disponer de los medios adecuados para esa realización. Su elección se hará en función de la meta determinada, del trabajo que haya que ejecutar, pero también en función de las experiencias ya vividas e integradas, que no necesitarán repetirse.

Todos estos datos «anteriores» están «inscritos» en lo que se llama los Registros Akáshicos, una suerte de mitología interior, de memorias holísticas (holográficas) propias de cada uno y que los taoístas califican de «memorias antiguas» o «memorias anteriores». El Chenn, con el fin de tener los medios para vivir esas nuevas potencialidades, elegirá estructuras y límites que le permitirán vivir sus opciones en las mejores condiciones, es decir, las más favorables, pero también las más eficaces.

Y esta noción de eficacia es temible, porque dista mucho de significar cómoda o agradable. Tocamos aquí en un punto crucial de la noción de Camino de Vida. En efecto, como vimos anteriormente, todos los caminos pueden presentar roderas o giros en los que el vehículo de nuestra existencia dará tumbos o vivirá momentos de pérdida de visibilidad, de la misma manera que todas las leyendas se realizan mediante superación de pruebas. Son elementos que la astrología, y en particular la astrología kármica, pueden ayudarnos a aprehender. La elección de las condiciones de realización instalará los datos de la opción de encarnación, es decir, de todas las condiciones físicas y del entorno. Época, familia, país, región, sexo, raza, etc., se convierten en ese momento en encuadre estructural de la encarnación y ponen límites materiales a la realización del ser con cuya forma y dentro del cual ha elegido encarnarse el Chenn.

El Cielo Posterior

Con la encarnación y luego el nacimiento, abandonamos el plano del Cielo Anterior para pasar al del Cielo Posterior. El Chenn Prenatal acaba de imantarse en un soporte (huevo fecundado) que se corresponde con su frecuencia vibratoria, con su búsqueda. Se suma en ese momento a las energías de los padres que acaban de fecundar ese huevo eternamente mágico que se va a convertir en un ser humano. Estas energías se suman a su vez a las energías del entorno (planetas, lugar, época) para componer el Chenn individual. Este, aún «no activo», continuará enriqueciéndose acumulando informaciones hasta el momento del nacimiento, del corte del cordón, en el que se vuelve realmente activo. Por esta razón se calculan las cartas astrales a partir de la fecha de nacimiento y no a partir de la fecha de concepción.

¿Cómo transcurren las cosas en el plano del Cielo Posterior? Estamos en el plano del mundo finito. Los límites de las cosas son los del mundo materializado y tangible. El ser se ha encarnado y vive su existencia a través de un cuerpo físico y de coerciones materiales. La supervivencia de ese cuerpo implica cierto número de reglas y de obligaciones que son a la vez universales (comer, beber, dormir, etc.) y locales (cultura, lugar, clima...). Estos límites le imponen al individuo un marco de funcionamiento muy preciso, que es el más adaptado a la realización de su opción de encarnación. Su realidad física, su cuerpo, sufre totalmente las coerciones de ese encuadre, mientras que sus realidades psicológica y emocional tienen un poco más de libertad en lo que a él se refiere.

El interés de conocer estos límites materiales reside en el hecho de que —al ser ellos los puntos de apoyo de nuestra realización, aquello a través de lo que esta se realiza y se expresa— pueden ser, por otro lado, un notable medio de descodificación y de comprensión de la partida que estamos jugando, de lo que ocurre en nosotros. Esto es verdad para nuestro cuerpo, para nuestras emociones, nuestra psicología, nuestro entorno y todo lo que «nos ocurre». Tenemos en ello, de hecho, una extraordinaria herramienta de conocimiento; tan sólo que hay que procurar descifrarla.

Dentro de estos límites, las lateralidades corporales y sintomáticas se convierten en un elemento capital de identificación.

LA CUESTIÓN DE LAS LATERALIDADES EN EL CUERPO

La cuestión de las lateralidades es una cuestión capital cuando queremos darle sentido al sufrimiento de una zona del cuerpo. Torcerse el tobillo derecho o el tobillo izquierdo tiene, ciertamente, un significado global común. Pero ¿por qué me lesiono yo más bien de tal o tal otro lado? ¿Por qué son mi pulmón derecho, mi ovario izquierdo, mi nervio ciático del lado derecho los que me hacen sufrir? Esta es una verdadera pregunta a la que tenemos que contestar de manera circunstanciada, precisa y explícita, si queremos que la respuesta sea «racional» y aceptable y que la reflexión que de ella se desprende sea pertinente. Afirmar una simbología de manera abrupta o en términos de magia no es, pues, ni suficiente ni satisfactorio para ello.

Así pues, veamos juntos cómo vamos a poder argumentar nuestra respuesta a esta pregunta. Vamos a recordar en primer lugar lo que propone el paradigma de la Medicina Tradicional China (M.T.C.). Recordaremos después, siempre según los principios orientales, la explicación que nos ofrece el campo psico-filosófico. Continuaremos finalmente con la respuesta aportada por la observación de la arquitectura física del cuerpo, y luego terminaremos con el punto de vista espiritual, oriental y judeocristiano.

Según la lógica energética

En M.T.C., la respuesta a la cuestión de las lateralidades es clara y sin ambigüedad. La lateralidad derecha, en el cuerpo y en las manifestaciones corporales, hay que ponerla en relación con el Yin, y la lateralidad izquierda con el Yang. Y, dentro de este paradigma, el Yin representa, entre otras cosas, lo femenino y lo materno, mientras que el Yang representa lo masculino y lo paterno.

Los textos fundadores de la M.T.C., como el *Su Wen Nei Ting*, son precisos sobre este tema (cap. 131, *Su Wen, les 11 premiers traités*, por Élisabeth Rochat de la Vallée y el Padre Claude Larre, ediciones Maisonneuve, 1993).

Lo son igualmente los escritos de los especialistas indiscutidos del ámbito de la M.T.C., como André Faubert (*Traité didactique d'acupuncture traditionnelle*, ediciones Guy Trédaniel, 2005) o Jacques André Lavier (*Histoire, doctrine et pratique de l'acupuncture chinoise*, ediciones Tchou, 1966). Dentro del mismo orden de ideas, un documental, titulado *La voie du Tao*, dirigido en 2010 por Yves de Peretti (producción Arte e Idéale Audiance), trae a colación también ese vínculo de lateralidad, tal como se lo precisa en los textos fundamentales de la filosofía taoísta y de la M.T.C. Descubrimos en él a un maestro taoísta que explica de qué modo fueron concebidos los 8 trigramas fundamentales (asociación ternaria de los principios Yin y Yang) según la necesidad de representación de las posiciones espaciales. En él, la derecha, la parte trasera y la parte baja se asocian nominalmente al Yin, y la izquierda, la parte delantera y la parte alta se asocian nominalmente al Yang.

Se da el caso de que algunos errores de autores o de copistas, chinos u occidentales, mantengan viva una confusión respecto a esta cuestión. Esta suele deberse al desconocimiento del tema y a que no se toma en cuenta el plano de referencia utilizado (véanse más adelante las nociones de Cielo Anterior o de Cielo Posterior). Porque, según el plano del que se trate, se produce un «vuelco», una inversión de los polos y, por incidencia, de las lateralidades. A veces nos encontramos esto en la famosa imagen que representa el Yin y el Yang, que en ocasiones se invierte, según el plano de referencia (volveré a mencionar esta cuestión más abajo en este mismo capítulo).

¿En qué se sustentaron los antiguos chinos para definir esta lateralización? La primera manera, la más «antigua» y la más «macrocósmica», fue la de la observación del mundo. Tras haber definido los polos Yin y Yang, en analogía con las dimensiones de la Tierra y del Cielo, definieron que para «observar» el mundo de manera coherente, había que hacerlo mirando hacia el Cielo y al punto cardinal que le está asociado, el Sur. Esta elección se refería al principio

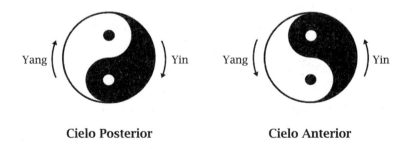

Cielo Posterior **Cielo Anterior**

fundador que considera que todo depende del Cielo y es iniciado por él y por lo que en él sucede. Se expresa esta idea, en M.T.C., diciendo que «el Cielo ordena y la Tierra ejecuta». En efecto, toda vida y toda manifestación son engendradas por el Cielo. El día y la noche, las estaciones, la actividad y el reposo, las cosechas, etc., son «determinadas» por lo que ocurre en el Cielo (luz, temperatura, planetas, etc.). Y todas esas manifestaciones se traducen sobre la Tierra (actividades, cosechas, clima, etc.). De este principio emergió la idea de que la dirección de referencia tenía que ser el Sur. Para observar el mundo de manera «atinada», había que orientarse, pues, hacia ese polo «portador» de la dinámica más Yang (el Cielo, *véase* el cuadro que aparece en la segunda parte de esta obra). Posicionados así, con la mirada hacia el Sur, encontramos el Este a nuestra izquierda y el Oeste a nuestra derecha. Recordemos a continuación que el sol, el día y la luz son Yang, y que la luna, la noche y la oscuridad son Yin. Si me giro hacia el Sur y observo el día que amanece, constato que la emergencia del Yang (el sol) se hace a mi izquierda. Cuando se muestra la noche, constato que el sol se pone por mi derecha para luego desaparecer en la oscuridad. Así pues, el Yang emerge por la izquierda y se manifiesta en su mayor intensidad en el cénit, mientras que el Yin nace a la derecha y se manifiesta con su mayor intensidad a media noche.

Innegablemente, la observación del campo macrocósmico conduce a considerar que el Yang es asociable a la izquierda y el Yin a la derecha. El principio de coherencia, tan apreciado por la M.T.C., implicó que debía ocurrir lo mismo para toda manifestación que se diera en nuestro universo, no pudiendo el cuerpo humano constituir una excepción.

Según el plano anatómico

Contrariamente a lo que se podría pensar, los antiguos chinos tenían un conocimiento particularmente avanzado en anatomía. Con terrible pragmatismo, habían llegado incluso hasta disecar a individuos vivos con el fin de poder observar lo más exactamente posible su funcionamiento. Pudieron constatar que el corazón es el órgano central que conduce la vida. Es él el que permite la actividad, genera calor con la activación de la circulación y tiene un vínculo privilegiado con el cerebro.

Por esta razón, el sistema circulatorio es particularmente locuaz respecto a la cuestión de las lateralidades. Es, en efecto, el ventrículo izquierdo quien lleva la carga de la sangre arterial (Yang), y el sistema arterial (aorta, activo, Yang) está situado de manera dominante en el lado izquierdo del pecho y del cuerpo. En cambio, la sangre venosa (Yin) la gestiona el ventrículo derecho, y las principales venas abdominales y torácicas (vena cava, pasivo, Yin) están en la parte derecha del cuerpo.

De facto, los antiguos chinos consideraron que el cuerpo humano respondía de manera coherente a la lógica macrocósmica. Su lado izquierdo está en conexión con el Yang, mientras que su lado derecho está en conexión con el Yin.

Podemos entonces preguntarnos sobre el porqué de ciertas hipótesis o concepciones según las cuales las lateralizaciones parecen estar «invertidas». Aquí también es clara la respuesta de la M.T.C.

La cuestión de las inversiones de lateralidad

Todo lo que acabamos de traer a colación en el capítulo anterior afecta al «aquí y ahora», a lo manifestado, a lo que los taoístas llaman el Cielo Posterior (*véase* en apartados anteriores). Pero recordemos que los taoístas consideran que la vida se realiza en dos planos a los que califican de Cielo (Cielo Anterior y Cielo Posterior). Tal como podemos ver en el esquema «Cielo Anterior y Cielo Posterior» anteriormente hay, en el Cielo Anterior y en el Cielo Posterior, una derecha y una izquierda. No obstante, podemos constatar que están invertidas.

¿Qué deducir de esto? Pues, según los principios de la M.T.C., todo lo que concierne a los campos sutiles (psiquismo, mundo onírico, fase intrauterina, incluso memorias antiguas, arcaicas o transgeneracionales) depende de una lateralización inversa a todo lo que concierne a los campos de la densidad (cuerpo físico, síntomas, traumas, etc.). Cuando pasan al Cielo Posterior elementos o informaciones que dimanan del Cielo Anterior (o de su plano de resonancia, que es el No-Consciente, *véase* el esquema «Consciente y No-Consciente» de más adelante), se produce un vuelco y las lateralidades se invierten.

Esta inversión nos permite comprender por qué, en el cuerpo humano, la psicomorfología y la psicología occidental sitúan en el lado izquierdo los vínculos simbólicos con lo femenino y con la madre, y en el lado derecho aquellos conectados con la simbología masculina y con el padre. Esto puede parecer contradictorio con la medicina tradicional china y la filosofía taoísta, cuando en realidad en absoluto lo es. Esta diferencia se explica por el hecho de que Occidente siempre se ha «preocupado» mucho más de lo no-manifestado, del espíritu y del alma, es decir de los elementos que vienen del Cielo Anterior, que del cuerpo y de la realidad física y material, considerados como «inferiores» y que pertenecen al Cielo Posterior. Oriente, por su lado, se ha preocupado siempre del «aquí y ahora», de lo vivido actual y real, de lo manifestado, del Cielo Posterior. El cuerpo físico y la realidad material son importantísimos para los orientales, puesto que el Chenn, el espíritu, se expresa a través de ellos. Así pues, Occidente basa su enfoque en elementos que pertenecen principalmente al Cielo Anterior, mientras que Oriente basa el suyo principalmente en el Cielo Posterior, por lo menos en lo que afecta a las lateralizaciones físicas. Por esta razón están invertidas, al igual que ocurre entre la imagen de la realidad que percibe el ojo y aquella invertida que se transmite y «reconstruye» en el cerebro.

Esta precisión es extremadamente importante, porque las lateralizaciones físicas de los síntomas y de los traumas serán para nosotros elementos particularmente locuaces y reveladores de lo que ocurre en el fondo de nosotros. Ahora bien, dado que estas manifestaciones pertenecen a lo manifestado, al Cielo Posterior, se codifican mediante la lateralización propuesta por los orientales (derecha del cuerpo = Yin, simbología femenina y materna; izquierda del cuerpo = Yang, simbología masculina y paterna). En cambio, todo lo que ocurre en la psicología, el imaginario y el sueño, o que ha sido concebido y conformado antes del nacimiento (psico-morfología), pertenece al Cielo Anterior o a lo No-Consciente, y por eso mismo corresponde a la lateralización principalmente utilizada por los occidentales.

En su obra de referencia, *Le symbolisme du corps humain* (ediciones Albin Michel, 1991), Annick de Souzenelle trae esta cuestión a colación precisando la diferencia de los vínculos de lateralidad que debe tomarse en cuenta, según que se considere el «cuerpo ontológico» (abstracto, sutil) o el cuerpo físico. Si el que consideramos es este último, entonces la que debe tomarse en cuenta, a imitación de los principios de la M.T.C., es la lateralización «derecha = femenino» e «izquierda = masculino».

Tomemos un ejemplo para ilustrar nuestras palabras. Un niño que nace con una oreja derecha ligeramente más grande que la izquierda tendrá una relación y una dependencia de escucha privilegiada con su padre. ¿Por qué? Si el niño ha nacido con esa oreja más grande, es porque esta se formó así antes del nacimiento: se estructuró con esa forma en el Cielo Anterior, en lo no-manifestado. Todo lo que venga de su padre, educativa o culturalmente, será seguramente recibido y percibido con una sensibilidad mayor, con una escucha mayor, pero seguramente también con una dependencia mayor. Si, en cambio, a ese niño se le declara una otitis en ese mismo oído derecho, entonces estamos en el mundo manifestado, en lo vivido del niño después de su nacimiento. Este oído derecho está ahora, pues, en relación con la simbología materna, porque estamos en el Cielo Posterior, el manifestado. Es el niño el que ha provocado la aparición de una manifestación sintomática en su cuerpo físico presente y después de su nacimiento. Aquí, las lateralidades se invierten y la derecha pasa a estar en relación con la simbología materna. Esa otitis significará que seguramente le «causa daño» oír lo que viene de su madre,[1] que su escucha

_____

1. La expresión utilizada en francés *(«avoir du mal à»)* se traduce comúnmente por «costarle a uno trabajo algo», sin otra connotación específica, pero la tra-

hacia lo que viene de ella no lo satisface. A lo mejor ella grita con demasiada frecuencia o se pasa el tiempo diciéndole: «Ten cuidado, no hagas eso, te vas a caer, te vas a hacer daño, no cojas frío», etc.

Podemos tomar un segundo ejemplo. Es el caso de una persona que sueña que se tuerce el tobillo izquierdo. Aunque este incidente tenga lugar después del nacimiento, en este caso concreto estamos, a pesar de todo, en lo no-manifestado, lo virtual, porque esto ocurre en el mundo onírico (sueño). Esa torcedura habrá que ponerla en relación con la simbología materna. En cambio, si esa persona se tuerce realmente el tobillo izquierdo, estamos en lo manifestado, y esa torcedura adquiere entonces un significado simbólico paterno y puede expresar, por ejemplo, un problema de posición, de actitud relacional con un hombre.

Por consiguiente, y en resumen, cuando el plano concernido es el Cielo Anterior o un plano sutil y abstracto (psiquismo, sueño, cuerpo abstracto o fantasmático, etc.), los simbolismos de lateralidad son: el femenino en la lateralidad izquierda y el masculino en la lateralidad derecha. Por el contrario, a partir del momento en el que el plano concernido es el físico, el cuerpo (tensiones, traumatismos, enfermedades, etc.), el simbolismo que hay que tomar en cuenta es:

- el lado izquierdo del cuerpo está en conexión con una simbología «masculina»;
- el lado derecho del cuerpo está en conexión con una simbología «femenina».

Ahí tenéis una explicación interesante en el plano intelectual, pero, siguiendo el ejemplo de lo que siempre han hecho los taoístas, ¿es posible demostrar en la realidad manifestada del cuerpo humano la coherencia de lo que precede?

---

duzco así porque su uso en este contexto apunta claramente a un doble sentido de «provocar una enfermedad», por el sesgo clínico de la palabra «mal», que también significa «daño», «afección» o «dolencia». (N. de la T.)

La coherencia física del sistema y de las inversiones

Nuestro cuerpo traduce y respeta totalmente lo anteriormente referido, y la dimensión física responde a la misma lógica que los planos de los Cielos Anterior y Posterior y de la energética. La realidad biomecánica de nuestros organismos nos permite, efectivamente, observar el mismo fenómeno de «vuelco» que acabamos de recordar, y ello en numerosas partes de la fisiología.

Cuando, por ejemplo, la imagen de lo real manifestado que percibe un individuo penetra en su ojo, se invierte. La imagen percibida por el ojo pasa de lo denso, de lo manifestado, hacia lo sutil de la imagen creada por el cerebro. Cuando va a nacer un feto (tránsito del mundo intrauterino hacia el mundo denso), se da la vuelta. Y se da un factor de coherencia aún más perturbador: en ese momento del nacimiento, la circulación sanguínea del feto se «da la vuelta», se invierte ella también. En efecto, durante el período intrauterino, la sangre arterial del feto la gestiona el ventrículo derecho, y la sangre venosa la gestiona el ventrículo izquierdo. En el momento del nacimiento todo el sistema se invierte, y la sangre arterial la gestiona el ventrículo izquierdo y la sangre venosa el ventrículo derecho.

Nuestro sistema nervioso participa igualmente de los mismos principios. Por otro lado, con ocasión de conferencias o de intervenciones, se me han hecho con frecuencia objeciones ligadas al sistema nervioso para justificar la lateralización tal como se la suele entender en Occidente. El argumento propuesto consiste en decir que nuestro cerebro está lateralizado, con un lado izquierdo dedicado más bien a las funciones «racionales» (de tipo masculino, Yang) y un lado derecho dedicado más bien a las funciones artísticas, espaciales y emocionales (de tipo femenino, Yin). Lo cual se reconoce como exacto. Ahora bien, me dicen entonces, que nuestro sistema nervioso sufre igualmente ese vuelco señalado en las líneas que preceden. El «cerebro izquierdo» manda en la parte derecha del cuerpo y, a la inversa, el «cerebro derecho» en la parte izquierda. Por este hecho, parece evidente que toda patología o traumatismo que afecte a la parte derecha del cuerpo está en conexión con una simbología masculina, ya que es el «cerebro izquierdo» quien manda en ella. Y a la inversa, en caso de un problema que afecte al lado izquierdo, que al parecer carga con una simbología femenina, ya que manda en él el cerebro derecho.

Esta observación casa totalmente con lo que estoy exponiendo aquí, a saber: que una idea (sutil, no-manifestada) procedente del cerebro izquierdo «cambiará de lateralidad» para expresarse mediante el lado derecho. Aquí volvemos a encontrar, en efecto, la inversión considerada más arriba. Pero este argumento no es acertado en lo que atañe a la cuestión de las lateralidades de los síntomas o de los traumatismos. En efecto, esa lateralización cerebral recordada concierne al sistema nervioso motor o central, es decir, al de los gestos y las acciones voluntarias. Esto no afecta a la cuestión de las lateralidades físicas implicadas con ocasión de un traumatismo o de una enfermedad. Este «cruce» tan sólo atañe, en efecto, al sistema nervioso motor. Pero no es él el que está «detrás de las manifestaciones corporales», el que porta la carga de las funciones orgánicas, inmunitarias, o el que encontramos detrás de los actos fallidos. Es otro sistema nervioso, que se llama el sistema nervioso autónomo o neurovegetativo. Y este sistema no está «cruzado», y sus «órdenes» circulan de manera lineal, sin inversión, a través de los plexos nerviosos.

Según el plano filosófico y espiritual

El último elemento de coherencia que quisiera aportar sobre la cuestión de las lateralidades atañe al ámbito filosófico y espiritual.

Hemos visto que, en los planos teórico, energético y físico, el concepto de las lateralidades es totalmente pertinente, tanto en el nivel de su registro en el cuerpo como en el de las inversiones. ¿Qué hay de ello en el plano filosófico y espiritual, que consideraremos ahora, tanto para Oriente como para Occidente?

Dos ilustraciones, una perteneciente a la cultura judeocristiana y la otra perteneciente a la cultura extremo oriental, me van a permitir respaldar mis palabras.

Tomemos en primer lugar la ilustración procedente de la cultura judeocristiana. La estampa que aparece aquí al lado, sacada de un manuscrito antiquísimo, nos muestra que Occidente también había comprendido el proceso de inversión.

En efecto, tal como podemos constatar en esta representación de Cristo en la cruz, el eje de los brazos constituye, así como la cruz,

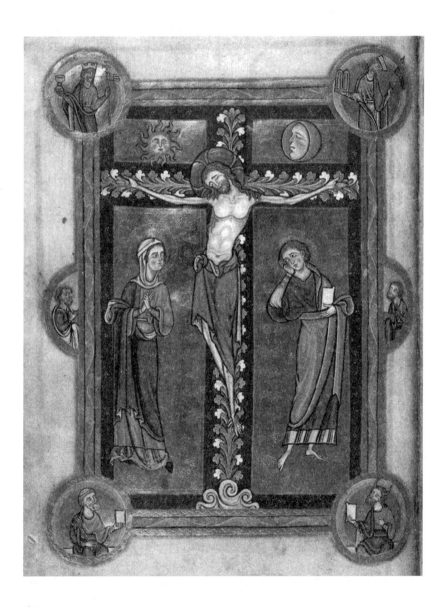

una línea horizontal. Por encima de esta línea, estamos en el Cielo, lo no-manifestado, lo sutil, lo intangible, el espíritu. El Sol que se encuentra en él, representando el Yang y lo masculino, está situado a la derecha. La Luna, que por su parte representa el Yin y lo femenino, está situado a la izquierda. Volvemos a encontrar ahí la lateralización propuesta en la M.T.C. en el plano del Cielo Anterior. En cuanto pasamos por debajo del eje de los brazos, a lo encarnado, lo manifestado, la Tierra, lo denso, la materia, el cuerpo, podemos constatar que las posiciones se invierten. La mujer (María Magdalena) se encuentra situada al lado derecho de Cristo, y el hombre (Juan) al lado izquierdo.

La filosofía sintoísta nos propone la misma simbología, tal como vemos en el dibujo de aquí abajo (*Izanami e Izanagi,* dibujo del autor a partir de un rollo secreto de transmisión de la escuela de sable **Shinkage-ryû**).

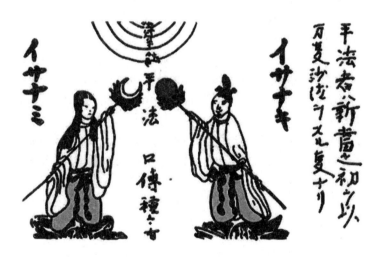

La diosa Izanami, el principio femenino Yin que lleva en las manos la Luna, está colocada a la derecha de Izanagi, el principio masculino Yang, que a su vez está situado a la izquierda. Este posicionamiento confirma el vínculo de lateralidad que sitúa sin ambigüedad ninguna el Yang a la izquierda y el Yin a la derecha.

Por otro lado, Morihei Ueshiba (creador del Aikido) hizo indirectamente un comentario sobre la cuestión con ocasión de una enseñanza sobre la filosofía de la práctica de esta Arte Marcial. Declaró:

«Izanami es la hembra, el elemento receptivo asociado al agua, la fuerza centrífuga y el lado derecho de las cosas; Izanagi es el macho, el elemento activo asociado al fuego, la fuerza centrípeta y el lado izquierdo de las cosas» (*Les Secrets de l'Aïkido,* de John Stevens, Budo ediciones, 2001).[2]

A través de todo lo que precede, podemos constatar que los pensamientos japonés y sintoísta, a imitación de los pensamientos chino y occidental tradicionales, proponen todos ellos una misma coherencia sobre esta cuestión de las lateralidades.

Ya sea físicamente (sistema neurovegetativo no cruzado, sistema circulatorio, etc.), energéticamente (*Su Wen,* Jacques André Lavier, André Faubert, etc.) o espiritualmente (sintoísmo, estampas cristianas, A. de Souzenelle, etc.), en lo relativo a los cuerpos y los síntomas, patologías o traumatismos que en ellos se expresan:

- la derecha del cuerpo y los síntomas que en ella se manifiestan están en conexión con el Yin (lo femenino, la simbología materna);
- la izquierda del cuerpo y los síntomas que en ella se manifiestan están en conexión con el Yang (lo masculino, la simbología paterna).

---

2. Trad. cast.: *El libro del aikido: una introducción imprescindible a la filosofía y práctica del arte marcial conocido como «el camino de la paz»,* Ed. Kairós, S.A., Barcelona, 2008.

Podemos sintetizar todo lo que precede en el cuadro siguiente.

ANTES DEL NACIMIENTO	DESPUÉS DEL NACIMIENTO	
Formación del cuerpo	Traumatismos, enfermedades, síntomas	Estados «alfa», premoniciones, sueños

	ANTES DEL NACIMIENTO	DESPUÉS DEL NACIMIENTO	
LADO DERECHO DEL CUERPO	Simbología paterna	Simbología materna	Simbología paterna
LADO IZQUIERDO DEL CUERPO	Simbología materna	Simbología paterna	Simbología materna

Ahora vamos a poder volver a esta noción de Cielos Anterior y Posterior y ampliarla, trayéndola, según el principio de «todo está en todo», al plano del individuo encarnado, manifestado en nuestro mundo. Podemos calcar de una manera total, mediante un principio de analogía, esta representación del macrocosmos universal sobre el microcosmos del individuo, y hacer aparecer así las nociones de Consciente y de No-Consciente.

EL CONSCIENTE Y EL NO-CONSCIENTE

¿Qué podemos constatar? Recuperando exactamente la construcción del esquema precedente Cielo Anterior/Cielo Posterior del apartado «El Cielo Anterior y el Cielo Posterior», el Cielo Anterior se convierte en el No-Consciente, la consciencia de noche, el silencio interior, y el Cielo Posterior se convierte en el Consciente, la consciencia de día, lo fenomenal, el sonido exterior.

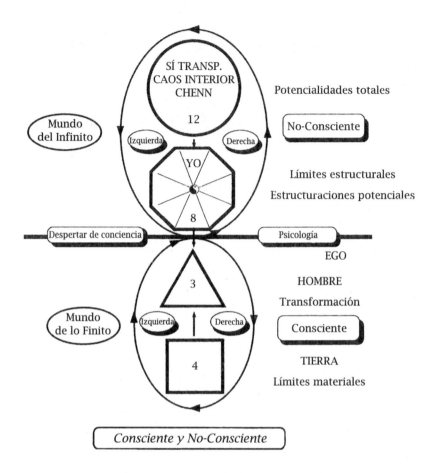

El No-Consciente

Observemos en detalle las informaciones que tenemos. Sabemos que el Cielo Anterior representa el nivel pre-existencial, el estadio en el que se «prepara» la existencia en todos los planos (reglas, estructuras, elecciones, etc.). Cuando hacemos la transposición y el Cielo Anterior se convierte en el No-Consciente, este representa lo premanifestado, el nivel en el que se prepara lo «manifestado», es decir, lo que ocurre en el mundo tangible y consciente. Los actos, las acciones y las realizaciones son del ámbito de ese manifestado, de lo que podemos percibir y puede asociarse directamente con la «horizontalidad», y se «preparan» en el No-Consciente.

Es en ese No-Consciente donde está situada esa Consciencia Holográfica de la que hablaba antes. Ella es la que elabora las acciones que nos permitirán concretizar las elecciones de realización del Camino de Vida, de nuestra Leyenda Personal. Esta Consciencia lleva dentro de sí la memoria y el conocimiento de las elecciones internas que hemos hecho en el Cielo Anterior, y «conoce» la totalidad de nuestros Registros Akáshicos, de nuestra mitología personal. El No-Consciente dispone de todas esas informaciones que están memorizadas en la Energía Ancestral. Sabe, por consiguiente, cuáles son nuestras elecciones y nuestras necesidades de experimentación, y de ese modo está en condiciones de determinar los mejores procesos para que «triunfemos». Es aquí (como pasaba con el «castigo») donde pueden nacer las confusiones entre la libertad, el determinismo, el hado, el destino y la fatalidad. Porque, si se observan los procesos *a posteriori* y sin perspectiva, se puede decir: «Estaba escrito». Efectivamente, estaba escrito, pero no en el sentido primario en el que supuestamente teníamos que seguir un guion establecido por algo o alguien ajeno a nosotros mismos, en el que nosotros no seríamos sino unos títeres movidos y dirigidos por el exterior. *Estaba escrito* en el sentido de que lo habíamos escrito *nosotros*, de que *habíamos escrito nosotros en nuestro propio interior* el mejor guion posible para alcanzar la meta fijada.

Podríamos comprender esto más fácilmente tomando una imagen. Si, por ejemplo, yo deseo ir a Niza para asistir al carnaval, esa meta, esa decisión me llevará a tomar opciones logísticas para poder alcanzarse. Primero tengo que señalar unas fechas de asueto y reservar un hotel para ese período. Mis gustos, por supuesto, influyen en la elección de ese hotel. Si, por otra parte, no tengo experiencia en la materia, corro el riesgo de hacerlo demasiado tarde y quedarme sin sitio. A continuación decidiré un medio de locomoción. Si me gustan el automóvil y la velocidad, tomaré la autopista. Si lo que me interesa son los paisajes bonitos, elegiré las carreteras pequeñas, en especial las que recorren la parte interior de la región de Niza. En ese caso, seguramente tendré que salir un día antes. Si en coche paso miedo, tomaré el tren, y si llevo mucha prisa tomaré el avión. Ya podemos ver aquí cómo lo que está dentro de nosotros condiciona nuestros comportamientos y nuestras elecciones. Para alcanzar una misma meta, cada uno procederá de una manera que le es propia a él, estando condicionada esta manera por sus memorias personales.

Dicho esto, incluso una vez tomada la decisión, yo sigo siendo libre en todo momento para cambiar de parecer y ya no ir a Niza. Nada me impide bajarme del tren en Lyon o en Marsella si lo deseo, o detenerme en los Alpes si viajo en coche. En cambio, si he tomado el avión, me será más difícil hacer esto si no hay escalas (puede convertirse en algo interesante meditar sobre la validez de las elecciones de «rapidez» en la evolución personal y sobre la flexibilidad real de estas). Cuanto más tardía sea mi decisión de cambiar de meta, más se expone a encarecerse (días de vacaciones perdidos, anulación de hotel, gastos del billete de tren, etc.), pero sigue siendo posible. Así pues, el determinismo de la elección de base no es total. No obstante, está claro que yo sentiré la frustración de no haber ido al carnaval. Si la meta del viaje, en cambio, era arreglar un asunto difícil y desagradable, mi libertad potencial sería huir, evitar ese momento difícil. Pero de todos modos tendré que arreglar ese asunto un día u otro. Cuanto más tarde lo haga, más difícil y costoso (desagradable) me será.

Si, por el contrario, he hecho bien todo lo conveniente, estaré en Niza para asistir al carnaval en las condiciones que me convienen. Esto a todo el mundo le parece lógico, y nada sorprendente hay en ello. Podemos ver mejor, de nuevo, cómo se elaboran las cosas en nosotros y de qué manera están condicionadas las elecciones internas por las «memorias» existentes. La única diferencia respecto de mi ejemplo es que la mayoría de las veces todo esto no es consciente, mientras que en este caso concreto sé lo que he decidido y lo que quiero obtener.

Pero supongamos ahora que me está observando alguien exterior, un extraterrestre que no está al tanto de las costumbres y de los hábitos terrícolas y que no conoce mi elección, mi decisión. ¿Qué ve? Ve a un individuo que está asistiendo al carnaval de Niza. Si estudia lo que ocurrió antes de mi llegada a Niza, ¿qué constata? Que todos mis actos que preceden a mi llegada (toma de días libres, reserva de hotel, trayecto, etc.) parecen mostrarle una única cosa: todo se ha construido y desarrollado de tal manera que yo, ese día, esté en Niza. Si se hace preguntas sobre mi presencia y su razón, tan sólo puede concluir una cosa: que estaba escrito que yo tenía que ir a Niza, porque todos mis actos se han registrado y desarrollado en ese sentido, como si hubieran sido determinados para abocarme a ese resultado. Ante él me mostraré como un títere que ha sido arrastrado como una brizna de paja por el río y que va allí donde le lleva la corriente. Le falta la información más importante para poder pensar de otro modo, *a saber: que soy yo quien ha elegido y decidido ir a Niza.* Entonces ya no estoy determinado (porque he elegido). Para esquematizar, podemos comparar, asimilar nuestra existencia a un teatro en el que el Cielo Anterior sería el autor de la obra y el No-Consciente el director de escena.

Toda la trama de nuestra historia está escrita en nuestro Chenn Prenatal, en nuestra Consciencia global, Holográfica, y su puesta en escena la dirige nuestro No-Consciente, nuestro Maestro o Guía Interior. Nuestro Consciente (nuestro cochero) y nuestro cuerpo físico (la calesa) son sus actores visibles y privilegiados. Tienen que respetar la puesta en escena y sus respectivos papeles, pero tienen, no obstante, una libertad cierta y una posibilidad de improvisación que están condicionadas por el respeto a la trama de fondo (camino, leyenda). Cuando todo transcurre normalmente, al final del espectáculo (muerte) tenemos la satisfacción de haber respetado esa trama e interpretado el papel (Camino de Vida) con éxito. Cuando, en cambio, dejamos de seguir la puesta en escena, cuando dejamos de respetar la trama, se produce una distorsión entre el No-Consciente y el Consciente, entre el actor, el papel y la puesta en escena. Es entonces cuando aparecen las tensiones, los padecimientos, enfermedades, accidentes y otros actos fallidos.

De hecho, parece que la gran finalidad de la existencia es desembocar en la cohesión, en la coherencia entre el No-Consciente y el Consciente, entre el Maestro o Guía Interior y el cochero. Ahí está, creo, todo el secreto de la armonía profunda, de la verdadera serenidad, que nos muestra hasta qué punto todo esto no es privativo de una cultura o de una educación, sino «simplemente» el resultado de un trabajo individual claro y sin concesiones. Por eso esta noción de armonía está muy alejada de la de intelecto o de cultura, sino que depende únicamente del nivel de cohesión del individuo entre lo que es, lo que hace y su Camino de Vida. Por esta razón, vamos a poder encontrar y sentir esa fuerza profunda en un lama tibetano, un pastor del Larzac, una institutriz del confín más apartado del Cantal (yo nací allí), un pescador bretón, un filósofo moderno, un biólogo o un anciano jardinero inglés, por ejemplo.

El Consciente: densificación y liberación de las energías

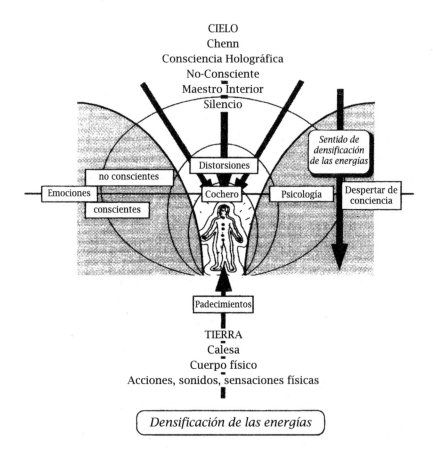

En el mundo del Consciente, las cosas van apareciendo poco a poco, manifestándose de una manera cada vez más tangible. Esto sucede inicialmente en el plano de las energías del cuerpo, después en el de las emociones –conscientes esta vez– y, finalmente, en el de la psicología –consciente ella también– del individuo. El proceso continúa después en el plano físico y se manifiesta en los meridianos, después en los órganos y finalmente en los miembros. Hemos llegado al último nivel de densificación de las energías, al más bajo. Estamos en el nivel de la Tierra, allí donde los límites materiales son los que más pesan y más obligan.

Este proceso de densificación funciona exactamente de la misma manera que el fenómeno natural de la lluvia. Inicialmente se da la presencia de cierta humedad en el aire. Esta no es perceptible (No-Consciente), salvo con aparatos muy sofisticados. Al cabo de cierto tiempo y en ciertas condiciones, esa humedad empieza a densificarse condensándose en forma de vapor de agua. En ese momento forma, en el Cielo, las nubes (ideas, pensamientos, emociones, apetencias, intenciones, etc.), que son perceptibles pero todavía poco consistentes. Algunas de estas nubes son ligeras y no suponen riesgo alguno de tormenta (emociones, pensamientos, intenciones negativas). El vapor de agua continúa densificándose en ellas, condensándose, y acaba produciendo gotas de agua, lluvia, incluso tormenta. En ese momento cae el chaparrón hacia el suelo, la tierra (nuestro cuerpo), que queda mojada y empapada por esta agua (sentimientos, tensiones, padecimientos). Cuando la tormenta (tensiones) es fuerte, ruge el trueno y a veces incluso golpea el rayo (ataque cardíaco, crisis de epilepsia, síncope, locura, etc.). El sencillo esquema que sigue nos resume esto y podemos compararlo fácilmente con el anterior («Densificación de las energías»), que comprenderemos mejor con esta ayuda.

La báscula entre el No-Consciente y el Consciente se realiza mediante el despertar de la conciencia. Este se efectúa mediante el paso a la acción, al «hacer», que representa el último estadio de densificación de las energías. A través del resultado producido por esta acción, vamos a poder constatar en qué punto estamos y, de ese modo,

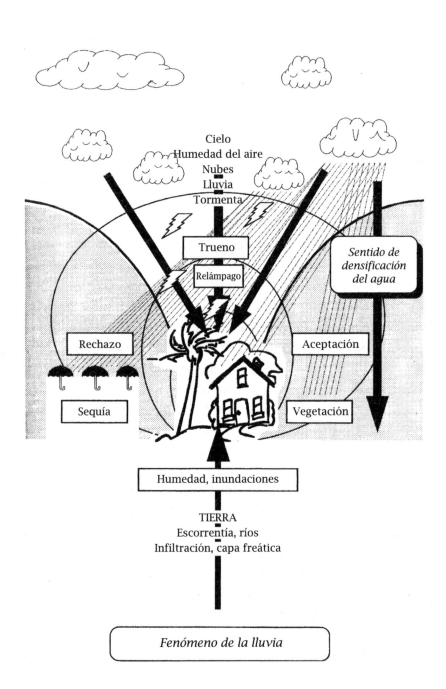

Cielo
Humedad del aire
Nubes
Lluvia
Tormenta

Trueno

Relámpago

Sentido de
densificación
del agua

Rechazo

Aceptación

Sequía

Vegetación

Humedad, inundaciones

TIERRA
Escorrentía, ríos
Infiltración, capa freática

Fenómeno de la lluvia

experimentar lo que se llama una «toma de conciencia». Si el resultado obtenido es «bueno», o sea, que cuadra con la meta buscada, esto significa que el proceso ha sido globalmente coherente y que hemos respetado todas las fases intermedias de la realización, sean cuales fueren. Por supuesto que esto no es totalmente consciente, y por esta razón a veces necesitamos experimentar el error o el dolor para comprender en qué nivel no funcionan las cosas. Por eso escribo «bueno» entre comillas, porque ciertas experiencias desagradables son de hecho «buenas» experiencias, como la lluvia que moja y que empapa, pero que también hace crecer toda la naturaleza. Nuestro rechazo o una búsqueda excesiva de protección nos impedirá vivirlas, al igual que el estar guarecidos de la lluvia provoca la sequía. Porque esas experiencias nos obligarán a reflexionar sobre lo que ocurre y, seguramente, a provocar los cambios necesarios (y por consiguiente a crecer) si estamos dispuestos a «oír», claro está. Si no, nos meteremos en un proceso de reproducción de los esquemas, hasta que comprendamos. *Encontramos aquí de nuevo exactamente el mismo proceso que para la ley kármica.* La única diferencia es que «revivimos» la experiencia, repetimos la lección, en el mismo plano de conciencia, sin tener necesidad de morir físicamente, de cambiar de plano de vida. Ni que decir tiene que cada vez la experiencia será más fuerte, algo así como cuando nos dirigimos a alguien que es duro de oído o que no quiere oír. No tenemos más remedio que hablarle cada vez más fuerte, incluso gritar, hasta que pueda o decida oírnos.

A veces, la vida y, a través de ella, nuestra Consciencia Holográfica, nuestro No-Consciente, nuestro Maestro o Guía Interior se ven obligados a hacer eso mismo con nosotros. Los gritos que nos dirigen son nuestras tensiones y nuestros padecimientos físicos y psicológicos, morales o emocionales. Por supuesto, antes de llegar a esos gritos ya nos habían enviado mensajes previos, pero nuestra sordera, por suficiencia o por miedo, nos impidió recibirlos y percibirlos. Es importantísimo devolver su sentido auténtico al sufrimiento y a la enfermedad y poder recolocarlos en su eje. La carrera científica moderna de lucha contra esas expresiones profundas de nuestra relación con la vida está perdida de antemano. *La vida siempre irá por delante de nosotros* y nosotros (¡menos mal!) no llegaremos a hacerla callar, a ponerle un bozal. Cada paso adelante dado por la ciencia mecanicista es compensado siempre por un paso equivalente, incluso más grande, dado por la vida. *Cuanto más sabe «tratar» enfermedades la medicina, más profundas, difícilmente dominables y capaces de mutar se vuelven estas.*

Es altamente preferible intentar comprender el sentido de lo que vivimos, mejor que hacerlo callar (medicina alopática) o que convertir nuestros padecimientos en forzosos, ineluctables y merecidos (dogmatismo o fanatismo religioso) sin buscar más allá, por miedo o por necesidad de comodidad y de facilidad en el instante. Estemos, no obstante, muy vigilantes respecto al significado y la razón de las cosas. En efecto, si bien es verdad que esas tensiones, esos padecimientos o esas enfermedades, son a veces necesarios para que «comprendamos», para crecer, nunca son forzosos o ineluctables. No son fatalidades, ¡le pese a quien le pese! Solamente se vuelven necesarios porque, a veces, nosotros no queremos o no podemos «comprender» de otro modo. Tampoco aquí se trata de un castigo, sino de una «lección de cosas», como el niño que se quema porque necesita experimentar el fuego.

Podemos evitarlos. Cuando aceptamos verdaderamente una búsqueda de comprensión nueva, incluso frente a la muerte, podemos instaurar un proceso de *feed-back*. Este pertenece al principio mismo de la vida. Una vez que han alcanzado su punto más bajo –es decir, el nivel físico y materializado–, el dolor o la enfermedad pueden dar media vuelta y partir en sentido inverso para transformarse en un proceso de aligeramiento, de liberación. Pero esta transformación tan sólo puede tener lugar si nosotros no bloqueamos las energías densificadas. «Matando» su potencial de expresión mediante la medicación química o el efecto de las creencias lineales, dogmáticas y cristalizadas, las fijamos, en efecto, en el lugar en el que están y en su modo de expresión, impidiéndoles así volver a subir, regresar a su fuente para apagarse. Conservan toda su fuerza potencial y quedan prisioneras del punto en el que las «redujimos al silencio». A la primera ocasión, se manifestarán de nuevo, liberando no solamente la energía tensional del momento, del contexto, sino también la de las situaciones precedentes que no habían podido liberarse o que habíamos amordazado. En esos casos, poseen una pujanza acrecentada, que ha sido sumada, por no decir multiplicada, por todas las tensiones precedentes ya almacenadas. Por lo general eligen expresarse «en otra parte», en otros puntos del cuerpo y del espíritu, porque conservan en memoria la información según la cual no pueden expresarse mediante el primer medio que habían elegido, ya que hemos logrado reducirlas al silencio. Esto nos permite comprender un poco mejor por qué las expresiones patológicas (enfermedades) necesitan volverse cada vez más profundas (cáncer) o más móviles, inasibles (espasmofilia) o capaces de mutar (virus, sida) en su forma nueva.

Podemos recuperar mi imagen de la lluvia para comprender más fácilmente este proceso de liberación. La lluvia ha mojado la tierra y esta «devuelve» el agua al cielo dejándola correr de modo natural por los ríos hasta el mar. Después el agua se evapora y se transforma en vapor y en humedad del aire. Si, por el contrario, la tierra se queda con el agua (capa freática cautiva, muro de presa, etc.), los lugares en los que la encarcela se van llenando un poco más con cada aguacero. A resultas de una tormenta más fuerte que no puede ser absorbida, todo se quiebra y se produce un corrimiento de tierras o cede una presa, con todos los efectos devastadores que conocemos.

Exactamente lo mismo ocurre con nosotros. Si bloqueamos esas energías debido a nuestra contaminación interna (emociones, rencor, resentimientos, etc.), las tensiones y los padecimientos permanecen dentro de nosotros y producen un ciclo *boomerang* que se autoalimenta y ensombrece nuestro día a día, al igual que la contaminación del aire crea por encima de nuestras ciudades una cúpula cada vez más opaca. Si no bloqueamos esas energías, especialmente si «aceptamos» el dolor (mojarnos) que hay en su significado, si incluso lo anticipamos y evitamos así que necesite producirse, entonces sí puede ponerse en marcha el proceso de liberación (evaporación, *véanse* esquemas, «Fenómeno de la lluvia» y «Fenómeno de la evaporación»). Este se manifestará mediante un desahogo físico, material, del sufrimiento, y se sentirá verdaderamente como una «liberación», incluso como un «milagro». No creo que haya otra cosa detrás de todas esas «curaciones milagrosas», como, por ejemplo, esas remisiones espontáneas tan sorprendentes e inexplicables para el mundo racional.

No puedo evitar pensar aquí en un ejemplo particularmente espectacular de ese proceso de liberación, que conocí yo. Una mujer joven había venido a consultar conmigo para realizar un trabajo de relajación y de armonización de sus energías, porque estaba muy tensa y sufría profundamente en su cuerpo. Sufría, en efecto, de una hernia discal importante en las cervicales y, por cierto, se la tenía que operar. Con la nuca bloqueada en un collarín y el rostro desfigurado por numerosas noches sin sueño, aquella persona estaba atravesando en su cuerpo un período realmente difícil. Tras haber realizado un primer trabajo de Armonización, pudimos abordar el fondo del problema, es decir, lo que había realmente detrás de aquel sufrimiento físico. Yo la iba llevando progresivamente, inicialmente, a identificar qué trauma emocional podía ocultarse detrás de esa hernia, y después a intentar comprender qué podía significar, cómo se integraba en su vida, cuál era su sentido. Lo que ocurrió fue asombroso. Sin que aquella joven se diera cuenta siquiera, su nuca se iba relajando a ojos vistas a medida que ella hablaba, dejaba correr su llanto, expresaba su sentir y comprendía el sentido de las cosas. Cada vez iba moviendo más la cabeza, girándola, hasta tal punto que, al cabo de un rato, la interrumpía yo para decirle: «¿Se da cuenta de que está moviendo la cabeza de manera totalmente normal, sin molestia aparente?» Ella dejó de hablar unos segundos y luego se echó a reír, todavía con algunas lágrimas en los ojos. El collarín se había vuelto inútil, igual que el dolor, por cierto. Ella había comprendido y aceptado el sentido de la dura prueba cuyo golpe había padecido y podía borrar la memoria emocional de esta, que se había quedado bloqueada en su nuca.

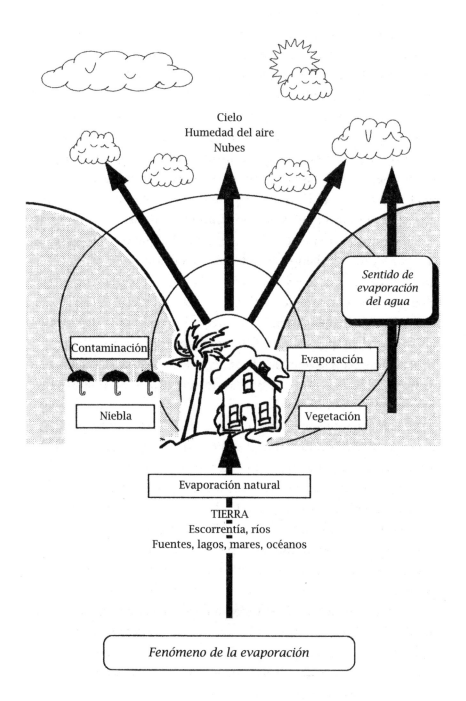

Cielo
Humedad del aire
Nubes

Sentido de
evaporación
del agua

Contaminación

Evaporación

Niebla

Vegetación

Evaporación natural

TIERRA
Escorrentía, ríos
Fuentes, lagos, mares, océanos

Fenómeno de la evaporación

Si esta persona se hubiese sometido a la operación, cosa que ya había sido el caso con motivo de una hernia anterior, no habría estado en condiciones de comprender qué era lo que le estaba destrozando la vida, lo que estaba oculto detrás de su sufrimiento físico. No habría tenido más remedio que recidivar (cosa que estaba haciendo, precisamente) para poder comprender. Así pues, es importantísimo para nosotros descodificar, incluso aceptar los procesos dolorosos que vivimos. Si, en la medida de lo posible, les dejamos expresarse, subirán hasta un punto de paroxismo y luego, a continuación, se invertirán derrumbándose completamente, desapareciendo. Ese punto paroxístico no siempre puede ser alcanzado por el individuo. No es eso lo más importante. Lo que es importante es ir hasta donde podamos, y cada vez iremos ganando terreno. Es como un entrenamiento deportivo o la práctica de la danza, por ejemplo. Los estiramientos cotidianos abren los ejes articulares, y el trabajo sobre el dolor permite ir cada vez un poco más lejos en la apertura del propio cuerpo. Pero cuidado, todo esto funciona de manera sana con la condición de que tengamos la «inteligencia» de no ir demasiado lejos, de no transformar el proceso evolutivo en un comportamiento mortífero.

El despertar de conciencia nos ayudará en esto interpretando su papel de «portero». Mediante el enfoque de la psicología del individuo, consciente y no consciente, mediante el trabajo sobre las propias emociones, también ellas conscientes y no conscientes (memorias emocionales), vamos a poder facilitar ese despertar de conciencia que, a su vez, permitirá al proceso liberatorio efectuarse en el No-Consciente. Podrá así subir hasta la Consciencia Holográfica e integrar algo en ella, o elegir nuevos modos experimentales (nuevos guiones).

En este nivel es donde el individuo se encuentra con la fase de aceptación, de integración de la experiencia, de esos sentires emocionales más o menos agradables. Esta fase es difícil, porque todavía pertenece al mundo del Consciente y choca con las emociones existentes. Gracias a la integración reflexiva del sentido de la experien-

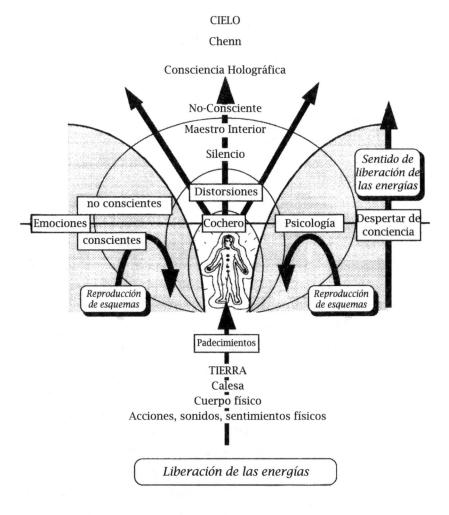

CIELO

Chenn

Consciencia Holográfica

No-Consciente

Maestro Interior

Silencio

Distorsiones

no conscientes

Cochero

Psicología

Sentido de liberación de las energías

Emociones

conscientes

Despertar de conciencia

Reproducción de esquemas

Reproducción de esquemas

Padecimientos

TIERRA
Calesa
Cuerpo físico
Acciones, sonidos, sentimientos físicos

Liberación de las energías

cia, la aceptación de lo vivido permitirá anular, borrar esas memorias emocionales conscientes, y, si fuera necesario, permitir el perdón. Esta fase es fundamental y condiciona la báscula hacia el plano del No-Consciente. Si no se realiza, el individuo vuelve a caer en su esquema anterior. Su rebelión, su rechazo a comprender o su no-aceptación le obligarán a revivirlo, porque significan la no-comprensión del mensaje. Muestran también que continuamos funcionando dentro de la dinámica en la que «ajustamos cuentas» (con la vida, con los demás y con nosotros mismos) en lugar de saldarlas. Estamos inmersos en la reproducción de esquemas y en la necesidad de revivir «con más fuerza» lo que hay que comprender en ellos. Estamos inmersos en la tensión y el conflicto, en la dinámica de la guerra, que nos alejan cada vez más del equilibrio, de la paz interior, de la paz con la vida.

Si, por el contrario, la báscula se realiza correctamente, entonces el proceso de liberación pasa al plano del No-Consciente, en el que las fases siguen la misma lógica que en el Consciente. El individuo se encuentra con una fase de emoción, incluso de sufrimiento, pero este ya no se manifiesta en lo físico y lo materializado, sino en la psicología profunda, en sus sueños. Esta fase se sustenta en las emociones no conscientes del individuo y se nutre de las heridas internas profundas ligadas, por ejemplo, a su infancia o a otros planos de conciencia. Él tendrá que intentar comprender esas memorias y tratar de compadecerse de esas emociones, es decir «amarlas», reconocerlas en lo que son, sin juzgarlas ni luchar contra ellas. En este nivel es en el que se realizan los auténticos actos de «soltar», los que se producen cuando la vida nos ha llevado hasta el límite, hasta el último extremo. En esos momentos no tenemos más remedio que dejar ir, porque hemos agotado todas nuestras fuerzas luchando sin resultado. Ya no sabemos qué «hacer» y ya no podemos comprender, en nuestra lógica cartesiana, lo que nos ocurre y por qué nos ocurre eso. De modo que ya no nos queda sino aceptar lo que ocurre y perdonar si fuere menester. Ese es el estadio cristiano del «Hágase tu Voluntad», es el «*Inch'Allah*» (el auténtico) islámico, es el «desasimiento» oriental. En ningún momento son abandonos, dejarse ir o abdicaciones, sino «aceptaciones», acogidas interiores de una razón de ser de las cosas que nos supera. Es entonces cuando las cosas cambian de una manera asombrosa y cuando se dan la vuelta por completo situaciones inextricables de nuestra vida.

Por volver al ejemplo de las remisiones espontáneas, son realmente muy explícitas. Se producen, en efecto, siempre en personas que están en el último estadio de un cáncer y desahuciadas por la medicina. Ya nada puede salvarlas, curarlas. Incluso se les ha anunciado que les quedaba poco tiempo de vida. Es en ese momento cuando algunos bascular hacia ese último nivel, ese estadio de la aceptación, de la integración. En un tiempo asombrosamente corto (unos días), su cuerpo vuelve a estar completamente sano. Cuando llegamos a esta liberación de las energías, las memorias y las elecciones experimentales pueden borrarse para dejar sitio a otras memorias y otras elecciones. Si no rebasamos uno de estos estadios, tendremos que repetir el proceso de manera ineluctable hasta que «aceptemos». Por supuesto que todos estos procesos funcionan de modo permanente, en todos los niveles y con intensidades variables, y no únicamente a través de las enfermedades graves o los grandes padecimientos. La mayoría de las veces son no conscientes, y tan sólo se manifiestan con tanta fuerza en los casos difíciles. No obstante, estos procesos se traducirán permanentemente en nuestro nivel energético más densificado, es decir, nuestro cuerpo físico. ¿Cómo ocurre esto y cuáles son los medios privilegiados de estas manifestaciones?

Las traducciones fisiológicas

Al igual que todas las realidades energéticas de nuestro mundo, la realidad humana necesita su soporte manifestado, su cuerpo físico, para poder traducir, expresar lo que ocurre en sus más hondos arcanos. Es evidente para todo hijo de vecino que necesitamos gestos, palabras o dibujos, para poder expresar nuestras ideas, nuestros pensamientos, nuestros sentimientos. Todos estos fenómenos intangibles no existirían, en el sentido de que no se los podría percibir, si no tuvieran esa posibilidad de manifestarse. De la misma manera, y yendo un poco más lejos, el ordenador más fabuloso del mundo no sería de ninguna utilidad si no poseyera periféricos (pantalla, impresora, escáner, etc.). Parece, pues, que una mente humana tiene poca razón de ser sin su proyección materializada, que es el cuerpo físico.

Si vuelvo al ejemplo del ordenador, de nada le sirve ser formidablemente potente si sus periféricos no pueden «seguir», o sea, expresar, esa potencia. De nada le sirve tampoco tener unos periféricos extraordinarios si su capacidad de memoria o de cálculo no está a la altura, como por ejemplo tener una impresora de color si él sólo puede trabajar en blanco y negro. Otro tanto ocurre con el hombre que tiene que buscar ese equilibrio entre el cuerpo y el espíritu. El interés esencial es que él, mediante la expresión de ese cuerpo, podrá, si realmente lo desea, descodificar lo que ocurre en su espíritu. Cuando el conjunto funciona de manera coherente, la realidad física está en concordancia con la realidad espiritual del individuo. La existencia se desarrolla «normalmente». Cuando hay una distorsión entre ambos, entre el Consciente y el No-Consciente, entre el guion y el actor, entonces aparecerán los mensajes, las señales de alarma. El ser humano tiene principalmente tres tipos de señales, tres maneras de vivir en su cuerpo –con diferente intensidad– esos mensajes interiores de distorsión. Estos tres tipos de mensaje son las tensiones físicas o nerviosas, los traumatismos físicos o psicológicos y las enfermedades orgánicas o psicológicas. Hablaré aparte de los «actos fallidos» que de hecho participan de estos tres niveles.

LAS TENSIONES PSÍQUICAS Y PSICOLÓGICAS

El primer tipo de señales será el de un sentimiento de tensión, de contrariedad, como por ejemplo tensiones dorsales, dificultades digestivas, pesadillas, indisposiciones o un malestar psicológico, etc. Estamos en el estadio «normal» de expresión de la tensión interior. El No-Consciente utiliza un sentir emocional fisiológico o psicológico para expresar lo que ocurre. Es el Maestro o Guía Interior, que da golpes en el cristal de la calesa para hacerle señales al cochero y decirle que hay algo que no está bien (mala dirección, conducción incómoda o peligrosa, fatiga, necesidad de recapitular, etc.). Si la persona está «abierta», dispuesta a oír y a aceptar el mensaje en el plano de su Consciente, instaurará los cambios comportamentales necesarios y las tensiones desaparecerán. Cuanto más ha trabajado sobre sí mismo el individuo y más en coherencia está consigo mismo y con las partes más sutiles y más potentes de sí mismo (No-Consciente), más sensible y más capaz es de percibir y de recibir los mensajes del primer tipo y de comprenderlos. Llegado a cierto nivel, será incluso capaz de anticiparse a ellos. Por desgracia, tenemos muchas dificultades para ser receptivos ya desde este primer nivel. Hay numerosas razones para esto, en particular nuestra tendencia natural a la facilidad y nuestra cultura, que separa las cosas y hace que nosotros ya no sepamos conectarlas. Así, desarrollamos nuestra sordera interior. Sin embargo, este primer nivel de mensajes es extraordinariamente rico, y no es el único. Numerosas señales nos vienen también de nuestro entorno, en especial a través de lo que llamamos «el efecto espejo». Volveré sobre esto más tarde.

Para poder darse a entender, nuestro No-Consciente a veces tiene también que recurrir a otros dos tipos de mensaje: los traumatismos y las enfermedades. Estos, por anhelo y necesidad de eficacia, son claramente más fuertes y contundentes, si se me permite decirlo así. Presentan, en relación con los mensajes más directos, un segundo inconveniente, no despreciable. Los traumatismos y las enfermedades siempre están desfasados en el tiempo por lo que se refiere al origen de la tensión. Este desfase es proporcional a nuestra sordera, a nuestra capacidad para no oír los mensajes o para acallarlos. Puede deberse a una sensibilidad extrema que los hace demasiado fuertes, o simple y llanamente a nuestro rechazo a cambiar. Ese desfase es mayor en la enfermedad que en el traumatismo, y tanto más grande cuanto más se «rechaza» la tensión, o, más bien, su significado, en especial porque toca en zonas de sensibilidad muy fuertes del individuo. Cuando afecta a puntos clave fundamentales de la persona, se da el caso, incluso, de que sus efectos se produzcan en planos de conciencia, en encarnaciones diferentes.

LOS TRAUMATISMOS DEL CUERPO Y DE LOS MIEMBROS

Representan el segundo modo de comunicación. Se trata en este caso de un segundo estadio en la gradación de los mensajes. Representan, en efecto, una fase en la que el individuo, a través de su No-Consciente, anda en búsqueda de solución. El traumatismo es, pues, una expresión activa, en el sentido de que representa una doble tentativa por parte de la persona que lo vive. Es, en primer lugar, un nuevo mensaje, más estridente que el tipo anterior, pero, a pesar de todo, todavía un modo de comunicación abierto. El Maestro o Guía Interior golpea mucho más fuerte en el cristal y llega incluso a romperlo para hacer el ruido suficiente y obligar así al cochero a escucharle. Este estadio puede permitir aún un cambio directo de la situación de la que se trate, porque aparece durante el proceso de densificación o de liberación de las energías. Así pues, aún no significa que vayamos a tener que pasar por una reproducción de esquemas, a condición de que «acusemos recibo». Está destinado a marcar un tiempo de parada para la persona, a obligarla a detener momentáneamente su dinámica no adaptada, para comprender y cambiar.

Pero el traumatismo es también una tentativa activa de estimulación o de liberación de las energías tensionales que se han ido almacenando debido a la propia distorsión interna de la persona. Por esta razón nunca se produce al azar dentro del cuerpo. El golpe, el corte, el esguince, la fractura, etc., se producirán en un punto muy concreto del cuerpo físico, con el fin de estimular las energías que circulan por ese punto o de eliminar el bloqueo de energías de ese punto, a veces incluso ambas cosas simultáneamente. Nos proporciona así informaciones de extrema precisión sobre lo que está ocurriendo en nosotros. Torcerse el tobillo derecho o cortarse el pulgar izquierdo, desplazarse la tercera cervical o darse un golpe en la cabeza, significará cada vez lo que no funciona.

Un día, en una de mis intervenciones en empresas, estaba exponiendo yo esta idea y poniendo ejemplos. En un momento dado, hablaba de los problemas de las rodillas y explicaba que estos significaban problemas de tensiones relacionales con los demás, y en particular dificultades para soltar, para plegarse o para aceptar algo ligado a esa relación con el otro. Obtuve como repuesta una carcajada descomunal. Me dirigí entonces a la persona que acababa de expresarme así su desacuerdo y le pregunté dónde le veía la gracia a lo que acababa de decir. Aquel hombre me respondió entonces que se había hecho un esguince en una rodilla hacía dos años, simplemente porque estaba disputando un intenso partido de fútbol y había chutado el balón al tiempo que giraba. Así que ahí no había nada que comprender, a no ser que en el deporte, entre otras situaciones, uno puede lesionarse por casualidad. Yo entonces simplemente le pregunté en qué rodilla se había hecho daño. «En la derecha», me contestó. Le propuse entonces que pensara si, en aquella época, no estaría viviendo una tensión relacional conflictiva con una mujer, frente a la cual él se negaba a soltar algo. Después, dado que no deseaba extenderme sobre el tema, pasé simplemente a otra cosa, sin pedirle respuesta. En la media hora que siguió, vi que andaba pensando, buscando, y luego, de pronto, su rostro empezó a palidecer brutalmente. Me interrumpí entonces para preguntarle qué ocurría. En ese momento él compartió ante todo el grupo lo que acababa de recordar. La víspera del partido había recibido la carta oficial de solicitud de divorcio de su esposa, con la que llevaba varios meses en conflicto; divorcio que él se negaba a aceptar.

Los traumatismos son activos porque se manifiestan en el Yang; afectan generalmente a las partes del cuerpo que están en el exterior, como los miembros, la cabeza, el busto. Actúan así en el plano de las energías defensivas que circulan principalmente por la superficie del cuerpo. El lugar dañado se convierte en una información esencial para comprender, pero la lateralidad le da aún más finura a esa comprensión. Un esguince en la muñeca significa globalmente algo, pero el hecho de que se trate de la derecha o de la izquierda precisará aún más ese significado. Hay que saber que cuanto más fuerte es la tensión o cuanto más tiempo viene durando sin haber sido «percibida», más posibilidades tiene de ser grande el traumatismo, incluso violento. No por eso es menos «positivo», es decir activo, incluso si conduce al accidente mortal, en el sentido de que representa una tentativa, a veces extrema, de acción, de evacuación, de cambio. Claro está que habrá de ser comprendido y, si es necesario, tratado desde esa comprensión. Si no, corremos el riesgo de amordazar una búsqueda de solución que a veces es vital.

LAS ENFERMEDADES ORGÁNICAS Y PSICOLÓGICAS

El tercer tipo de mensaje, finalmente, es el que se sustenta en las enfermedades, ya sean estas orgánicas o psicológicas, o ambas. Estamos aquí en un estadio de evacuación de las tensiones, de las distorsiones internas, que podemos calificar de «pasivo». Estamos en el Yin, en las profundidades del cuerpo o del espíritu. El individuo elimina sus tensiones, pero esta vez de una manera «cerrada». El Maestro Interior provoca una avería en la calesa para obligar al cochero a detenerse. Esta evacuación, aunque comporta un significado, obliga a esa parada y ya no permite cambio directo. Aparece al final del ciclo de densificación o de liberación, cuando no se ha desarrollado total o correctamente y nuestra «testarudez» ha cristalizado, fijado las cosas dentro de nosotros. De modo que habrá que pasar obligatoriamente por la reproducción de esquemas, de experiencias, por lo revivido, para integrarlo y cambiar, si ello es posible, las memorias de la propia Consciencia Holográfica. Esta reproducción puede hacerse, no obstante, con una consciencia enriquecida. Esta dependerá de la comprensión que hayamos tenido de la experiencia, de nuestra capacidad para haber descodificado y aceptado el mensaje de la enfermedad.

En este caso, la enfermedad nos permite dos cosas. En un primer momento, liberar las energías tensionales almacenadas –y, en este sentido, desempeña un gran papel de válvula–. Podemos meditar seriamente sobre lo que representa la manera «moderna», es decir alopática (medicamentos químicos), de tratar las enfermedades amordazándolas o incluso «matándolas» en agraz o cuando están en plena fuerza, impidiéndoles así expresarse. Pero la enfermedad también sirve de señal de alarma, con precisión tan grande como la de los traumatismos. Nos habla con mucho acierto de lo que ocurre en nuestro interior y nos da indicaciones interesantes para el futuro.

En tanto en cuanto mensaje pasivo, es finalmente una huida, un debilitamiento de la persona que la sufre, e incluso a veces se vive inconscientemente como una derrota. Una calesa que ha tenido una «avería» y ha sido reparada ya no es tan resistente como una nueva, o bien ya no le inspira tanta confianza a su propietario. La enfermedad representa, conscientemente o no, una constatación de fracaso o de incapacidad para comprender, para admitir, incluso simplemente para sentir la distorsión interior. No hemos sabido reaccionar o actuar de otro modo para cambiar las cosas, o, peor aún, pensamos que no hemos sido lo bastante fuertes para resistir. Así eliminamos cosas, pero sabiendo de sobra, más o menos conscientemente, que aún queda, y hay que hacerlo mejor. Si extraemos la lección, después de la recuperación desarrollaremos nuestra inmunidad interior; si no, nos debilitaremos más aún y desarrollaremos enfermedades cada vez con más facilidad. Cuanto más antigua sea la tensión que haya que eliminar, más potente será la enfermedad, y más «necesitará» ser profunda y grave.

Es fundamental esta diferencia entre el carácter «pasivo» de la enfermedad y el «activo» de los traumatismos. Aparece, incluso, en el modo con el que la «resuelve» el cuerpo físico. En el caso de los traumatismos, el cuerpo repara los destrozos gracias al milagroso fenómeno de la cicatrización. Este es activo, porque las que se reconstituyen son las células traumatizadas u otras del mismo tipo. Es el propio cochero el que puede arreglar la avería. En el caso de la enfermedad, el cuerpo repara gracias al sistema inmunitario. Este proceso es pasivo, en el sentido de que las que intervienen son células de otro tipo que las que están enfermas. Hay que llamar a un mecánico para reparar la calesa. La ayuda, la asistencia o la solución vienen del exterior, de elementos ajenos (los glóbulos blancos, por ejemplo) mientras que en el caso del traumatismo, es la parte traumatizada la que se ayuda, se repara ella misma con sus propias células.

LOS ACTOS «FALLIDOS»

Con aquello a lo que calificó como acto «fallido», Freud nos dio un elemento extraordinariamente rico de la psicología individual y de las interacciones cuerpo-mente. Decía que mediante nuestros lapsus, nuestros gestos torpes y accidentales, expresábamos, liberábamos tensiones internas que no habíamos podido o sabido liberar de otro modo. Así, cuando tenemos un lapsus, se supone que este expresa, de hecho, nuestro pensamiento real.

Lo que siempre me ha sorprendido es que él calificara esos actos como «fallidos». Por eso mismo, automáticamente se perciben, se sienten como una falta, algo que no está adaptado y que debe evitarse (por lo menos en la mayoría de los individuos). Esto es una lástima, porque, en la medida de lo posible, procuraremos impedir que se produzcan, especialmente instalando una censura interna más eficaz. Yo prefiero llamarlo un acto «logrado», aunque el resultado tangible no sea el que esperaba el Consciente de la persona. Porque ese acto es la manifestación real de una tentativa de comunicación de nuestro No-Consciente hacia nuestro Consciente. Se trata de un mensaje, a veces codificado, mediante el cual nuestro No-Consciente expresa una tensión interna; le comunica a nuestro Consciente que las cosas no son coherentes, que esto no concuerda. Es el Maestro o Guía Interior el que viene a tirar de las riendas que sostiene el cochero dormido, esperando que lo despierte la sacudida producida al pasar por un bache o por una joroba.

Al igual que los mensajes de los que hablaba anteriormente y de los que forma parte, el acto «logrado» puede adoptar tres formas. Puede tratarse de un lapsus *linguae*, es decir, de un «error» de expresión verbal (emplear una palabra en lugar de otra), de un gesto «torpe» (volcarle a alguien una taza encima o romper un objeto), gesto que no produce el resultado con el que se contaba, y, finalmente, de un acto más traumatizante, como un corte, un esguince o un accidente de automóvil. Ya hemos visto este último tipo en el capítulo dedicado a los traumatismos.

Este enunciado nos permite comprender por qué Freud habló de acto «fallido», ya que este siempre adopta una forma en apariencia negativa. La razón de esto es muy sencilla. Nuestro No-Consciente se comporta como un niño. Cuando a un niño le parece que sus padres no se ocupan lo suficiente de él, que no le escuchan bastante, hace lo que haga falta para que esto cambie. En la cuna, llora, berrea, y la cosa funciona, o sea, que el sistema es bueno. Más tarde hará lo mismo rompiendo un plato, sacando malas notas en el colegio o incluso pegando a su hermanita o su hermanito. Y nosotros actuamos como los padres. Estamos demasiado ocupados para darnos cuenta de las necesidades de nuestro niño interior. De modo que sólo reaccionamos cuando la llamada se torna incómoda, o sea negativa. Antes de eso no hemos sabido captar nada. Exactamente lo mismo ocurre entre nuestro Consciente y nuestro No-Consciente. Este último nos envía muchos mensajes «positivos», como aquellos de los que hablo en el capítulo sobre el efecto espejo (*véase* el apartado siguiente) o como los sueños, pero con mucha frecuencia nosotros no somos capaces de entenderlos, o no estamos listos para hacerlo.

El No-Consciente, el Maestro o Guía Interior, pasa entonces al segundo estadio, que es el de los mensajes de carácter «negativo», es decir, que presentan una molestia, con el fin de que escuchemos y oigamos. Si todavía existe la comunicación, si no ha sido cortada por una hipertrofia del Consciente, el mensaje se transmitirá mediante tensiones físicas o psicológicas, pesadillas o actos «fallidos» leves (lapsus, quiebra de objetos significativos, etc.). Si la comunicación es de peor calidad, incluso prácticamente inexistente, la fuerza del mensaje tendrá que aumentar (cuando la línea de teléfono es mala, a veces tenemos que hablar a gritos para que nuestro interlocutor nos oiga). Vamos a entrar en la fase accidentada o conflictiva para provocar y obtener los traumatismos de los que he hablado en el capítulo anterior. También podemos hacer cosas para caer... enfermos (coger frío, beber o comer en exceso o en cantidad insuficiente, etc.). Si, finalmente, la comunicación está enteramente cortada, aparece la enfermedad profunda, estructural (enfermedades autoinmunes, cánceres, etc.).

EL EFECTO ESPEJO

Antes de llegar ahí, la vida nos propone permanentemente medios de información y de reflexión sobre lo que está ocurriendo dentro de nosotros. Estos mensajes nos los envía nuestro entorno en todo momento, y constantemente nos dan informaciones acertadas y profundas. Este primer nivel de mensajes que nos envía la vida para ayudarnos a comprender quién somos y lo que tenemos que vivir se llama «el efecto espejo». La vida se sustenta, en efecto, sobre numerosos soportes para hablarnos y guiarnos, y escucharla sólo depende de nosotros. Observando lo que ocurre a nuestro alrededor y lo que son los demás dentro de nuestro biotopo, tenemos un campo inagotable de comprensión de nosotros mismos. En esta comprensión de la vida es donde se inserta este «efecto espejo» del que Carl Gustav Jung decía: «Percibimos en los demás las mil facetas de nosotros mismos».

¿Qué es, pues, ese efecto espejo? Se trata de uno de los conceptos filosóficos que más duros me han sido de aceptar en mi investigación personal. Significa, en efecto, que todo lo que vemos en los demás y en su comportamiento no es sino un reflejo de nosotros mismos. Cuando algo nos gusta de alguien, por lo general se trata de una parte de nosotros mismos en la que no nos atrevemos a creer o que no nos atrevemos a expresar. Hasta ahí el principio es aceptable. Vayamos más lejos. Cuando algo nos es insoportable en el comportamiento del otro, eso significa que se trata de una polaridad que también nos pertenece, pero que nos resulta insoportable. Así que nos negamos a verla, a aceptarla, y no podemos tolerarla en el otro porque nos remite a nosotros mismos. Esto ya se vuelve mucho más difícil de aceptar. Reflexionemos, no obstante, sobre ello con sinceridad. ¿Cuál es la única parte de nuestro cuerpo que nunca podemos ver con nuestros propios ojos, aunque seamos el mayor contorsionista del mundo? ¡Nuestro rostro! Ahora bien, ¿qué representa ese rostro, para qué sirve? Representa nuestra identidad, y de hecho es su foto la que se coloca en los documentos llamados de identidad. La única manera mediante la que podemos ver nuestro rostro es mirarlo en un espejo. Entonces vemos en él nuestro reflejo, la imagen que él nos devuelve. En la vida, nuestro espejo es el otro. Lo que vemos en él y la imagen que nos devuelve son el fiel reflejo de nosotros mismos, de lo que ocurre en nosotros. Esto cobra aún más fuerza si integramos el hecho de que a las personas con las que nos tratamos las «elegimos» nosotros. ¡Porque menuda bofetada! Qué bofetada cuando, por ejemplo, solemos frecuentar a personas injustas. Eso nos obliga, cuando es el caso, a reflexionar sobre nuestra propia injusticia para con los demás. Reflexionemos sobre nuestra ambición si tratamos con frecuencia a personas codiciosas, o sobre nuestra propia infidelidad si nos traicionan a menudo.

Por supuesto, como he hecho muchas veces yo mismo, nosotros no vemos, no encontramos en qué somos nosotros mismos en aquello que nos desagrada o nos molesta en el otro. Pero, si somos totalmente sinceros, si aceptamos observarnos realmente sin juzgar, pronto descubriremos en qué se nos parece el otro y cuándo hemos sido como él. La vida está hecha de tal manera que sólo vemos, percibimos o nos atrae, aquello que nos interesa, que nos atañe. Hace varios años, me quedé impresionado cuando un día elegí comprar un modelo de automóvil. Ya existía desde hacía más o menos un año. A partir de la fecha del día en el que decidí comprarlo, veía ese coche por las calles sin cesar. No es que hubiera más que los días anteriores, pero mi atención era específicamente atraída por ese modelo. De la misma manera vemos en el otro lo que nos interesa, lo que nos concierne.

La segunda componente de este efecto espejo es que nuestra Consciencia Holográfica, nuestro No-Consciente y nuestro Maestro o Guía Interior nos conducen a encontrarnos con las personas que convienen. Este principio funciona en el sentido negativo y en el sentido positivo. Es esto lo que hace que, cuando realmente queremos algo, nos encontremos –será casualidad– con las personas, los libros o las emisiones de radio o de televisión que nos van a ayudar. Pero es también ese principio, al que C. G. Jung llamaba el fenómeno de «sincronicidad», el que nos hace encontrarnos con personas que nos «dis-convienen» cuando tenemos algo que comprender, que cambiar en nuestra actitud de vida. Por otro lado, a veces es difícil de captar o de aceptar, pero, en todo caso, la única pregunta que tenemos que hacernos es: «¿Qué tengo yo que comprender en esta situación?», o bien: «¿Qué me quiere enseñar este encuentro, esta situación?» Si somos sinceros, la respuesta llega enseguida. Los lamas y los budistas tibetanos dicen, por otro lado, que en la vida «nuestros mejores maestros (los que más nos hacen movernos, avanzar) son nuestros peores enemigos, los que más nos hacen sufrir»…

Pero, por desgracia, con mucha frecuencia somos sordos o duros de oído a estos mensajes que se supone que nos van a prevenir de lo que ocurre y de lo que tenemos que trabajar en nuestra vida. Así pues, estamos obligados a ir más allá, hacia los actos fallidos, los traumatismos, incluso la enfermedad. Ellos nos hablan, pero también en este caso necesitamos nosotros aprender a descodificar su lenguaje. Vamos a hacerlo en la tercera parte de este trabajo, estudiando los diferentes elementos de nuestro cuerpo, especialmente su función. Esto puede parecer inútil, porque se supone que todo el mundo sabe para qué sirven un brazo, una pierna, un estómago o un pulmón. Pero tenemos solamente una imagen parcial de esas partes de nosotros mismos, de las que tan sólo comprendemos, tan sólo conocemos la función mecánica. Está bien ampliarla al significado global de esa función, y en especial a su representación, a su proyección psicológica. Entonces sí podremos extraer el significado de las tensiones que se manifiestan en tal o tal otro punto del cuerpo. Si es esto únicamente lo que os interesa, podéis pasar directamente a esa tercera parte.

Me parece útil explicar antes cómo y gracias a qué ocurre esto. A través de la presentación global de la realidad humana, acabamos de ver por qué las cosas se desarrollan de esta manera. Ahora vamos a abordar la manera en la que funcionan dentro de nosotros. Es el ámbito de la energía, de la comprensión energética del ser humano. Os voy a proponer la codificación taoísta de estas energías y en especial su estructuración en el cuerpo. Yin, Yang, meridianos de acupuntura, chakras, todos estos conceptos nos permitirán situar las cosas en el interior de nuestro cuerpo y captar las interrelaciones que existen. Gracias a ellos, vamos a poder *conectar* entre sí todas esas partes de nosotros mismos que la ciencia moderna separa y segmenta. Así podremos darles de nuevo un sentido que seguramente tenemos un poco olvidado.

«Mi corazón teme sufrir, dijo el joven al alquimista, una noche que miraban el cielo sin luna.

—Dile que el temor al sufrimiento es peor que el sufrimiento mismo. Y que ningún corazón ha sufrido nunca cuando perseguía sus sueños».

—PAULO COELHO—

El Alquimista

¿Cómo ocurre?
¿Cómo conectar las cosas
dentro de nosotros?

«No es el cielo el que cercena prematuramente el hilo de la vida de los hombres; son los hombres quienes, con sus extravíos, atraen ellos mismos para sí la muerte en la mitad de su vida».

—Mong Tsé—

El concepto de «El hombre entre el Cielo y la Tierra»

LAS ENERGÍAS YIN Y YANG EN EL HOMBRE

Entre las tradiciones que han sabido codificar y conservar una conceptualización holística del hombre, la tradición china me parece particularmente interesante. La filosofía taoísta, a través de la idea del «todo que está en todo», ha recolocado al individuo en su justo lugar. El microcosmos del hombre está construido como una réplica exacta del macrocosmos del universo. Partiendo de este gran principio de base, el cuerpo humano está estructurado según las mismas reglas que el universo y debe respetar las mismas leyes cíclicas de este. Las más fáciles de reconocer son las estaciones, las lunaciones o el ciclo día/noche, pero hay muchas otras.

El hombre, situado «entre el Cielo y la Tierra», recibe energía de ambos. Su papel es catalizarla transformándola dentro de él para «humanizarla» y así desarrollarse. Debido a esto mismo, participa directamente del equilibrio general y no se le puede comprender si está desconectado del conjunto, del «todo». Los físicos cuánticos conocen esta noción del «todo está en todo» e incluso han constatado tal nivel de interacción entre las cosas que el propio investigador y los instrumentos de medición elegidos tienen influencia en los experimentos, e incluso determinan su resultado. La realidad, seguramente, no está tan segmentada como nosotros creemos.

Por otro lado, esos físicos cuánticos ampliaron su campo de investigación colaborando con hombres como C. G. Jung o Krishnamurti. El físico David Peat, por su parte, estudia a los indios *Blackfeet* y su particular manera de describir y de comprender el mundo. En efecto, no hablan o no describen elementos u objetos, sino procesos, funciones. Así, un cuenco no es denominado como tal: se le llama «lo que contiene», si contiene un líquido; «lo que conserva», si conserva un alimento, o «lo que protege» si se le ha colocado boca abajo encima de ese alimento para protegerlo de los insectos. Veremos en la tercera parte hasta qué punto puede enriquecer esta mirada la comprensión de las cosas y de sus interacciones. Fritjof Capra, finalmente, muestra con claridad en su libro *Le Tao de la physique*[1] cómo, a través de ese enfoque cuántico, «vuelve a encontrar» todas las leyes descritas hace varios miles de años por la filosofía del Tao. Porque, insisto en repetirlo, el taoísmo es una filosofía de vida y no una religión, contrariamente a lo que algunos han querido pensar o hacer de él.

Por otro lado, Lao-Tsé y Confucio, que fueron los precursores, los «escribas teóricos» de esta filosofía y en particular de la del Yin y del Yang, eran filósofos, hombres letrados, y no religiosos. A través de esos dos ejes conceptuales, el Yin y el Yang y la ley de los Cinco Principios, o ley de los Cinco Elementos, se codificó y se estructuró toda la vida en el universo y en el ser humano. ¿Cómo fue posible todo esto? Simplemente mediante la observación empírica pero «inteligente» de las cosas y mediante la capacidad para «abrir» ciertos campos de conciencia.

El primer eje conceptual es la teoría del Yin y del Yang. Está basada en la idea de que todas las cosas existen y funcionan gracias a la acción y a la interacción permanentes e inmutables de dos fuerzas, el Yin y el Yang. Esta bipolaridad Yin/Yang es totalmente complementaria. En efecto, aunque estas dos fuerzas sean «opuestas», nun-

---

1. Trad. cast.: *El tao de la física: una exploración de los paralelismos entre la física moderna y el misticismo oriental.* Luis Cárcamo, Editor, Madrid, 1984. *(N. de la T.)*

ca son antagonistas ni monolíticas. Siempre es en el momento en el que una de ellas está en su máximo cuando lleva dentro de sí el inicio, el punto de nacimiento de la otra.

Así pues, todo se construye, se observa y se comprende alrededor de este concepto. Hay día, hay noche. Hay cielo, hay tierra, lo negro y lo blanco, lo hermoso y lo feo, lo positivo y lo negativo, lo caliente y lo frío, etc. Aparece claramente la estructuración bipolar Yin/Yang de toda materialización de la vida, con la sutileza, además, de comprender que nada es totalmente lo uno o lo otro, tal como lo muestra el célebre símbolo del Tao, en el que cada parte lleva dentro de ella un punto del color de su inversa.

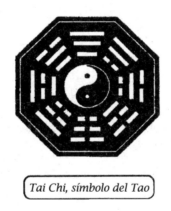

Tai Chi, símbolo del Tao

Todos los planos de la vida son representados por los kouas, trazos enteros o partidos que simbolizan todas las combinaciones posibles del Yin y del Yang. Asociados en trigramas, tres trazos Yin (o Yang) corresponden a una representación fundamental de la vida familiar (padre, madre, hijo, hija, etc.) o de la naturaleza (viento, trueno, estanque, montaña, etc.) y simbolizan todas las potencialidades de la vida. Combinados de dos en dos, estos trigramas forman los «hexagramas» que componen la base analítica del célebre *I Ching* o *Libro de las Mutaciones*. Este libro no es realmente una obra adivinatoria, como muchas veces se le presenta. Se trata más bien de una notable herramienta de traducción, de reducción de nuestros estratos profundos No-Conscientes a una forma de la presciencia. Permite así, a través de la interpretación que hagamos nosotros de los textos «sacados a suertes», una materialización de nuestros mensajes interiores y de las señales que nos envía nuestro Maestro o Guía Interior. Veremos más tarde hasta qué punto son, a veces, importantes estos mensajes.

Como podemos constatar en el cuadro de aquí abajo, todas las manifestaciones de la vida pueden clasificarse en función de la forma Yin o Yang. Por supuesto, es imposible citarlas todas, y no os propongo más que unos cuantos ejemplos. Lo esencial es haber captado el espíritu de esta aparente segmentación.

Yin	Yang
La luna, el invierno, el agua, el norte, el frío, la noche, lo femenino, la madre, lo pasivo, lo negativo, la recepción, el sentimiento, el afecto, lo profundo, lo negro, lo sombrío, la oscuridad, lo interior, lo oculto, el espacio, el abajo, la derecha, lo suave, lo flexible, lo manifestado, lo tangible, el gesto, lo real, lo par, la materia, la cantidad, la sustancia, etc.	El sol, el verano, el fuego, el sur, el calor, el día, lo masculino, el padre, lo activo, lo positivo, el don, la acción, la reflexión, la superficie, lo blanco, lo claro, la luz, el exterior, lo aparente, el tiempo, lo alto, la izquierda, lo duro, lo rígido, lo no manifestado, lo intangible, el pensamiento, lo virtual, lo impar, la energía, la calidad, la esencia, etc.

Con su inquebrantable lógica, los filósofos chinos aplicaron este «desglose» a todo el universo –el macrocosmos– y al hombre –el microcosmos–. En un cuerpo humano, por ejemplo, la parte baja es Yin y la alta Yang, la derecha Yin y la izquierda Yang, el frente es Yin y la espalda Yang, la profundidad Yin y la superficie Yang.

No obstante, repito, estas nociones de Yin y de Yang no son nociones fijas, muy al contrario. Son totalmente relativas al nivel de observación y al punto observado. Si el frío es Yin, lo menos frío del frío es Yang y lo más frío del frío es Yin. Si lo oscuro es Yin, lo menos oscuro es Yang y lo más oscuro Yin. Si el calor es Yang, lo menos caliente es Yin y lo más caliente Yang. Si lo luminoso es Yang, lo menos luminoso es Yin y lo más luminoso Yang. Y así sucesivamente. Es decir, que el Yin es siempre el Yin de algo y que el Yang es siempre el Yang de algo, adquiriendo cada uno su significación solamente en relación con su complementario, del mismo modo que hay una mano derecha porque hay una mano izquierda o que hay un arriba porque hay un abajo.

El segundo eje conceptual se llama la ley de los Cinco Principios. La observación empírica de los elementos terrestres llevó a los chinos a constatar que Cinco Principios de base manejaban, estructuraban y representaban todo lo que existe en el universo. Estos Cinco Principios son la Madera, el Fuego, la Tierra, el Metal y el Agua.

No hay origen realmente conocido para esta ley de los Cinco Principios, más comúnmente llamada ley de los Cinco Elementos. Se pierde en los tiempos más remotos y se fue forjando poco a poco sobre una observación profunda de todos los ciclos de la naturaleza, ya fueran climáticos, estacionales, energéticos, botánicos o de cualquier otro tipo. Esta ley de los Cinco Principios considera al universo sometido a una sistemática cíclica de funcionamiento.

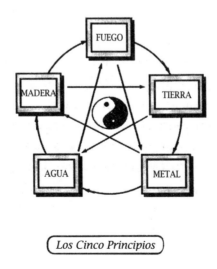

Los Cinco Principios

Esta, a su vez, se desarrolla permanentemente según dos ciclos simultáneos, el ciclo generativo y el ciclo de dominancia. Estos rigen las relaciones interdependientes entre los Cinco Principios fundamentales, que son la misma base existencial de este universo. Encontramos en esta ley todos los elementos ya conocidos del Tao, poseyendo cada Principio una forma más o menos Yin o Yang.

Con cada Principio se encuentra asociada toda una simbología que permite abarcar la compleja y completa globalidad que aquel representa. Cada uno corresponde, en efecto, a un planeta, un punto cardinal, una estación, un clima, un color, un sabor, un olor, un tipo de alimento, un órgano, una «víscera», un meridiano Yin y un meridiano Yang, un momento de la jornada, un tipo de psicología, un tipo de morfología, etc. Esta riqueza simbólica nos muestra la importancia fundamental de esta ley energética que es la propia base de toda la comprensión taoísta del hombre y se aplica a todas las manifestaciones de la vida (para más información sobre este tema, podéis remitiros a mis libros *L'Harmonie des Énergies* y *Shiatsu fondamental*, tomo 2).

El desglose estacional del año, por ejemplo (primavera, verano, otoño, invierno), puede transponerse de una manera muy interesante a otros ciclos de la vida. Se calca perfectamente sobre la duración de una jornada, siendo la mañana la primavera de la jornada, el mediodía el verano, la hora central de la tarde el otoño y la noche el invierno. Puede aplicarse también perfectamente a la vida de un hombre, siendo la primavera su nacimiento y su primera infancia, el verano su juventud antes de los cuarenta años, su otoño su madurez (hasta los 60 años aproximadamente), y siendo su invierno su vejez y su muerte. Esta segmentación «estacional» puede, de hecho, calcarse sobre cualquier fase de tiempo, como un proyecto, una enfermedad, la construcción de una casa o la digestión de una comida. Todo está en todo.

Principio	Madera	Fuego	Tierra	Metal	Agua
Dirección cardinal	Este	Sur	Centro	Oeste	Norte
Energía estacional	Primavera	Verano	Final de la estación	Otoño	Invierno
Energía climática	Viento	Calor	Humedad	Sequía	Frío
Energía diaria	Mañana	Mediodía	Primera hora de la tarde	Tarde	Noche
Energía de los colores	Verde	Rojo	Amarillo	Blanco	Negro
Sabores alimentarios	Ácido, agrio	Amargo	Dulce, azucarado	Picante	Salado
Momento vital fuerte	Nacimiento	Juventud	Madurez	Vejez	Muerte
Plano orgánico	Hígado	Corazón	Bazo-Páncreas	Pulmón	Riñones
Plano visceral	Vesícula Biliar	Intestino Delgado	Estómago	Intestino Grueso	Vejiga
Plano fisiológico general	Ojos, músculos	Lengua, vasos sanguíneos	Carne, tejidos conjuntivos	Piel, nariz, sistema piloso	Huesos, médula, oídos
Órgano de los sentidos	Vista	Palabra	Gusto	Olfato	Oído
Tipo de secreciones	Lágrimas	Sudor	Saliva	Mucosidades	Orinas
Sintomatología fisiológica	Uñas	Tez	Labios	Vello	Cabellos
Tipología psíquica	Percepción, imaginación, creación	Inteligencia, pasión, consciencia	Pensamiento, memoria, razón, realismo	Voluntarismo, rigor, acción/cosas	Severidad, voluntad, fecundidad, decisión
Tipología energética	Movilización, exteriorización	Superficie	Repartición	Interiorización	Concentración
Psicología pasional	Susceptibilidad, ira	Alegría, placer, violencia	Reflexión, preocupaciones	Tristeza, pesar, soledad	Angustias, miedos
Psicología virtuosa	Armonía	Brillo, ostentación	Circunspección, penetración	Claridad, integridad, pureza	Rigor, severidad
Psicología cualitativa	Elegancia, belleza	Prosperidad	Abundancia	Firmeza, sentido de las realizaciones	Sentido de la escucha
Número astrología china	3 y 8	2 y 7	0 y 5	4 y 9	1 y 6
Planea asociado	Júpiter	Marte	Saturno	Venus	Mercurio

Tal como expliqué más arriba, estos Cinco Principios no son estáticos ni fijos, muy al contrario. Por otro lado, es esta la razón por la que prefiero el término «Principios» al término «Elementos» habitualmente utilizado. Están permanentemente en interacción según dos leyes a la vez extremadamente simples y precisas. Estas leyes, que definen y rigen las relaciones entre los Cinco Principios, se establecieron y codificaron ellas también gracias a una observación del funcionamiento de las leyes naturales. De nuevo se respetaba la filosofía del «macrocosmos y del microcosmos». Los antiguos chinos constataron, en efecto, que en nuestro universo todas las interrelaciones eran regidas por dos operadores básicos, la adición y la sustracción (no siendo la multiplicación otra cosa que una suma de adiciones y la división una suma de sustracciones). Así pues, podemos o bien añadir un elemento a otro o bien sustraer, quitar algo. Y de estos operadores extrajeron dos leyes, las dos únicas leyes que rigen las interacciones entre los Cinco Principios.

La primera de ellas deriva de la adición, y se llama ley Generativa, a la que se califica también como «Ley Madre Hijo». Define con lógica, sin falla, la primera forma de relación entre los Cinco Principios. La Madera engendra el Fuego, que engendra la Tierra, que engendra el Metal, que engendra el Agua, que engendra la Madera, que a su vez engendra de nuevo al Fuego.

Expliquémonos un poco. La madera es aquello que nutre, alimenta, produce el fuego. O sea, que es ella quien lo engendra. Es igualmente lógico decir que el fuego nutre, alimenta la tierra. No serán los agricultores que queman el rastrojo para «abonar» la tierra quienes digan lo contrario. Igual de lógica es la idea de la tierra que produce y «fabrica» el metal (que se extrae de esa tierra). Puede parecer menos evidente decir que el metal «produce» el agua, pero es bueno recordar que al oxidarse el metal libera moléculas de hidrógeno imprescindibles para el agua. Recordemos que necesita agua para oxidarse y también que, cuando queremos producir agua mediante catálisis, a partir de oxígeno y de hidrógeno, necesitamos un electrodo metálico. Finalmente, cuando el metal se calienta, se vuelve líquido. La última explicación toma en cuenta el otro lado de la relación, considerando que el Agua es el «Hijo» del Metal. Ahora bien, el niño en el vientre de su madre se alimenta de ella, «se la come». La «consume», igual que el agua «se come» al metal, ya que lo corroe. Finalmente, se hace más simple comprender que el agua «engendra» la madera, dado que toda planta necesita ser regada para poder crecer.

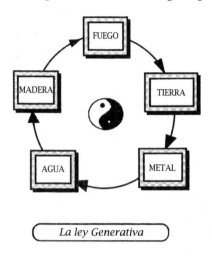

La ley Generativa

La segunda ley se llama ley de Dominancia o ley de Control y deriva de la sustracción. Esta ley define una segunda forma de relaciones entre los Cinco Principios que es igualmente explícita. La Madera controla la Tierra, el Fuego controla el Metal, la Tierra controla el Agua, el Metal controla la Madera, el Agua controla el Fuego.

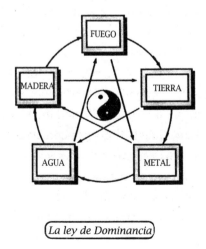

La ley de Dominancia

Aquí también las explicaciones son sencillas y lógicas. La madera controla la tierra, es decir, la domina; también decimos que la inhibe. Por esta razón, para fijar las dunas o impedir la erosión de los suelos, se planta vegetación. También es claro que el fuego «controla» el metal. En efecto, gracias a él podemos forjar, fundir, trabajar el metal, especialmente dándole una forma. ¡El hecho de que la tierra «controle» el agua también cae por su propio peso! Es ella quien la absorbe y de la que nos servimos para rellenar los charcos o poner diques a arroyos y ríos. Después, es sencillo comprender cómo el metal controla la madera. Gracias a él se corta la madera y se le da forma. ¿Hace falta explicar, finalmente, cómo el agua controla e inhibe el fuego? Permite «enfriarlo», incluso apagarlo.

Las imágenes son suficientemente claras para no necesitar explicaciones adicionales. Son estas dos sencillas leyes naturales las que definen las relaciones de interdependencia permanente, las interrelaciones entre los Cinco Principios. Posicionan y precisan sus influencias recíprocas y su importancia relativa, y, por consiguiente, la de todos los criterios intervinientes que están en relación con ellos (estación, hora, desequilibrio, forma, psiquismo, tipología individual, etc.), y en especial la calidad de la energía que circula por nuestros meridianos. El cuadro de aquí abajo nos da la correspondencia entre cada Principio y algunos de los elementos con los que está en relación.

Podemos simbolizar las dos leyes, de Dominancia y Generativa, en un esquema simple (*véase* página siguiente), pero completándolo en el sentido de la filosofía del «todo está en todo». Cada Principio está, en efecto, estructurado él también en torno a y por estas dos leyes y cinco «sub»-Principios. En el Metal, por ejemplo, tenemos de nuevo, como componentes de este Principio, Tierra, Agua, Madera, Fuego y, por supuesto, Metal. Todo está construido dentro de lo que yo califico como sistema «galería de los espejos». En esta famosa galería del palacio de Versalles, cuando te sitúas ante un espejo, debido a la presencia de otros espejos detrás de ti, la imagen que se te devuelve es la tuya, pero ves prácticamente hasta el infinito espejos cada vez más pequeños y más descentrados en los que está tu imagen. El concepto del «todo está en todo» puede compararse a esto, y cada Principio está él también compuesto por cinco «sub»-Principios que, a su vez, etc. Esto también se parece mucho a lo que la ciencia «moderna» ha redescubierto con el nombre de «objeto fractal» gracias a los trabajos de Benoît Mandelbrot. Miremos este nuevo esquema.

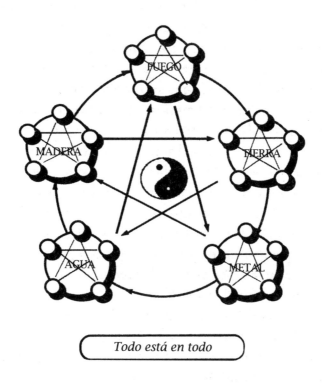

Todo está en todo

Cómo funcionan, se estructuran y se equilibran las energías

Tal como he escrito en *L'Harmonie des énergies et Shiatsu fondamental*, tomo 2 (Albin Michel), la aparición del hombre se produjo gracias a la acción del «Principio Original» («Principio Divino», «Energía Primordial», «Energía Cósmica», «Tao», según las creencias y la cultura de cada uno) y a la existencia y a la interacción de las energías del Cielo y de la Tierra, manifestaciones del Yang y del Yin (componentes indisociables del Tao). El caos original, desorden aparente y magma sin forma reconocida, un día se ordenó por la acción de esa fuerza estructuradora que se llama el Tao, el Principio Único. Ese Uno se manifestó entonces produciendo el Dos, es decir, el Yin y el Yang. Estas dos formas y fuerzas energéticas se manifestaron a su vez a través del Cielo (Yang) y la Tierra (Yin), teniendo un punto privilegiado de encuentro, de convergencia y de transformación que es el hombre. Participante activo en este proceso, este dinamiza y transforma todas las energías que lo atraviesan y que lo circundan.

Punto de encuentro y de transformación entre esas energías Yang del Cielo y Yin de la Tierra, el individuo las combina dentro de él, con el fin de formar lo que se llama la Energía Esencial (que viene de «esencia»), es decir, simplemente su carburante bruto.[2] Ese carburante a su vez se combina con otra energía llamada «Ancestral», a la que podríamos calificar como «aditivo», por seguir con la metáfora automovilística. De esta amalgama nace una nueva forma de energía a la que yo califico como «Vital», es decir, nuestro supercarburante personal. Esta Energía Vital es propia de cada uno de nosotros y permite existir al mismo tiempo que ser, solo y único, cada uno con nuestras fuerzas y nuestras debilidades, nuestras cualidades y nuestros defectos, nuestros excesos y nuestras carencias.

A lo largo de toda su vida, el hombre recibe e integra la energía del cielo (en especial a través de los pulmones y la respiración, el «Aliento») y de la tierra (en especial a través del estómago y la alimentación, el «Alimento»).

La manera en la que los consume y después los asimila combinándolos para formar la Energía Esencial da la calidad de la textura de esta, del carburante bruto. Después, la combinación de esa Energía Esencial con la Energía Ancestral da su supercarburante, que implica

---

2. En francés, la palabra *«essence»* significa 'esencia' y también 'gasolina'. (N. de la T.)

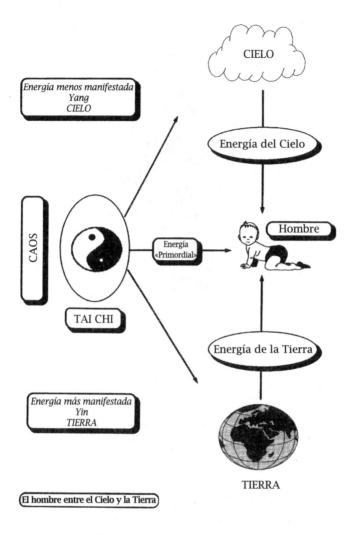

El hombre entre el Cielo y la Tierra

su fuerza del momento, su resistencia, su tipología de carácter y la calidad de la energía que transmite (si procrea en ese momento). Esta Energía Ancestral desempeña un importante papel de regulador cualitativo y cuantitativo de la Energía Vital. En efecto, si la calidad de la Energía Esencial deja que desear porque presenta un desequilibrio (demasiada energía del cielo o de la tierra, o bien una mala calidad de estas), es la energía Ancestral la que interviene y desempeña su papel de regulador extrayendo «de su *stock*» para restablecer el equilibrio cualitativo o cuantitativo que ha sido perturbado.

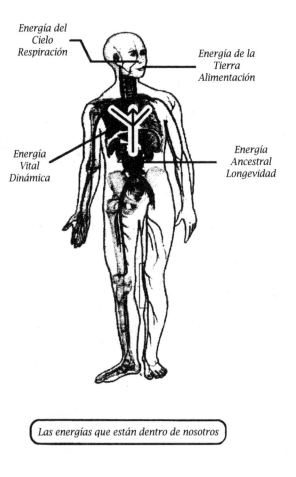

Energía del
Cielo
Respiración

Energía de la
Tierra
Alimentación

Energía
Vital
Dinámica

Energía
Ancestral
Longevidad

Las energías que están dentro de nosotros

La manera de asimilar y, después, la calidad y la influencia de cada una de estas formas de energía pueden padecerse hasta el límite del determinismo si no les prestamos atención, o también «trabajarse», si las conocemos y queremos hacerlas evolucionar. Una dietética inteligente, es decir, no privativa, pero sí equilibrada; una práctica física y respiratoria, y unas actitudes comportamentales y psicológicas adaptadas pueden ayudarnos a obtener una Energía Esencial cuya calidad será satisfactoria.

Quisiera volver de manera un poco más precisa sobre este particularísimo «aditivo» que es la Energía Ancestral, porque juega un papel determinante (en todos los sentidos del término) para cada uno de nosotros. Como su nombre indica, esta Energía Ancestral lleva dentro de sí la memoria de los ancestros. Es la «memoria» del Chenn y del hombre. Es la raíz de ambos y a través de ella cada individuo está conectado con toda la humanidad y con su historia desde el origen mismo del universo. Podríamos expresar esto con la imagen del agua de un manantial de montaña. Esta, aunque ahora esté corriendo, lleva dentro de sí toda la historia de la montaña, con todos los minerales y las sustancias procedentes de la propia montaña, pero también de sus glaciares. Ahora bien, a veces, la nieve que da el agua de hoy cayó hace varios milenios. Mediante esta Energía Ancestral estamos conectados permanentemente con nuestra historia (con nuestros Registros Akáshicos), pero también con la de nuestra familia y en particular con nuestros ascendientes. Aquí tocamos en cierto modo el inconsciente colectivo y los arquetipos junguianos.

La cantidad de Energía Ancestral, diferente para cada uno, se determina de una vez para siempre. Va disminuyendo al correr de la vida, a un ritmo biológico dado, como un depósito que se vacía de manera progresiva y regular a través de un grifo que no se puede cerrar del todo. El ritmo será más o menos acelerado, en función de los requerimientos provocados por nuestro comportamiento y por la gestión de ese capital. Es esta Energía Ancestral la que determina la longevidad de cada uno de nosotros. Podemos comprender que nuestras actitudes alimentarias, y de higiene física y mental, actúan no solamente en el instante (salud), sino también en el tiempo (longevidad y vitalidad). Recordemos, en efecto, que es esa energía la que compensa todos los desequilibrios. Para más detalles sobre el tema, podéis consultar: *Aux sources de la maladie*, Albin Michel, 2011.

Pero volvamos a nuestra Energía Vital. Esta se compone de las Energías Esencial y Ancestral, tal como acabamos de ver. Esta alquimia profunda se produce en el interior de cada uno de nosotros, en un lugar muy concreto situado entre nuestros dos riñones y que los taoístas simbolizan con una ollita de tres patas. Este centro energético corresponde a la Puerta de la Vida, de la que brota la fuerza vital en nosotros. Son las dos leyes del Yin y del Yang y de los Cinco Principios las que regulan, las que rigen la circulación de esta Energía Vital. Esta se reparte por todo el cuerpo y por los órganos a los que va a alimentar y defender, en función de su dinámica Yin o Yang, y circula por esos circuitos particulares que son los meridianos energéticos. Desempeñará ese papel respetando las interacciones definidas por la ley de los Cinco Principios y según sus polaridades.

Cómo circulan las energías dentro de nosotros (los meridianos)

Partiendo de esa olla de tres patas, nuestra Energía Vital comienza su circulación. Sube por un canal, llamado canal central, por el que sube la Kundalini, o también Tchrong Mo,[3] según la cultura. Se distribuye a continuación por todo el cuerpo y los órganos a través de los canales más pequeños y específicos, los conocidos meridianos de acupuntura, que los taoístas consideran como ríos que irrigan todo nuestro organismo. Una parte de esta energía circulará después por la superficie del cuerpo o de los órganos para defenderlos, y otra en profundidad para «alimentarlos».

La Energía Vital circula por todo nuestro cuerpo a través de los «grandes ríos», de esos «ríos» que comúnmente se llaman meridianos. Existen doce meridianos «orgánicos», es decir, que están en relación con un órgano particular, y dos meridianos «complementarios», que atañen a la parte frontal del cuerpo para las energías Yin y a la espalda para las energías Yang. Existen meridianos de naturaleza Yin y meridianos de naturaleza Yang.

En el cuadro siguiente os presento los nombres de los doce meridianos de base y de los órganos que están asociados con cada uno.

---

3. Este término significa «Vaso Desobstructor». Aprovecho para agradecer a la doctora Rosa María Viana Oltra su inestimable ayuda en la nomenclatura de acupuntura y medicina china. *(N. de la T.)*

Meridiano u órgano	Yin	Yang
	Pulmones	Intestino Grueso
	Bazo-Páncreas	Estómago
	Corazón	Intestino Delgado
	Riñones	Vejiga
	Maestro del corazón	Triple Recalentador
	Hígado	Vesícula Biliar

Por estos ríos discurre, pues, nuestro «supercarburante», a través de todo nuestro cuerpo, en profundidad y en superficie, según trayectos muy precisos y definidos. Aunque los meridianos no se correspondan con ningún circuito fisiológico específico, existen (incluso la ciencia oficial los ha «encontrado»... ¡uf!), y permiten funcionar a toda nuestra realidad humana, física, psicológica y espiritual. Si bien llevan nombres de órganos, los meridianos no desempeñan únicamente un papel fisiológico, sino que poseen también un papel muy importante en la psicología. De hecho, conectan el cuerpo y el espíritu/mente, y la energía que transportan servirá tanto para hacer funcionar el órgano como la psicología que va asociada con él. Gracias a ellos podremos nosotros «conectar» las cosas en nuestro interior.

Esta circulación se realiza de manera inmutable según un circuito espacial y temporal bien definido. Partiendo del canal central, se desarrolla cotidianamente según un ciclo diario preciso. Del meridiano del Pulmón pasa al meridiano del Intestino Grueso y después al Estómago, desde donde se dirige hacia el Bazo-Páncreas. De allí, va al Corazón, y después al Intestino Delgado y a la Vejiga, desde donde pasa a los Riñones. Prosigue por el Maestro del Corazón y luego por el Triple Recalentador, la Vesícula Biliar y finalmente el Hígado. Después de lo cual se vuelve a iniciar el ciclo y se perpetúa así sobre la duración de una jornada de veinticuatro horas, durando cada estadio dos horas.

Esta circulación de la Energía Vital produce, durante su ciclo, lo que calificamos como «mareas energéticas», momentos de tonificación y de circulación preponderante de esta energía por cada meridiano. Esas horas representan los momentos energéticos fuertes de

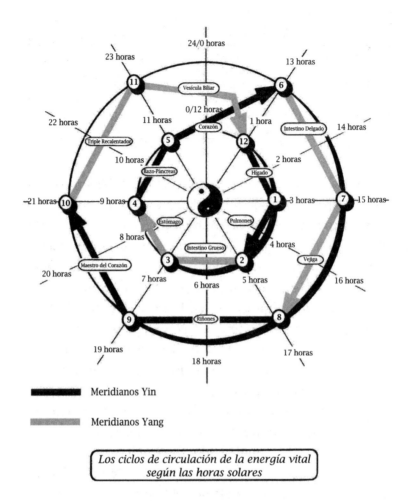

Meridianos Yin

Meridianos Yang

Los ciclos de circulación de la energía vital
según las horas solares

cada meridiano y de cada órgano o «víscera» que está asociado con él. En cambio, no se corresponden y no definen las relaciones ni las interacciones energéticas existentes entre esos meridianos, que veremos más tarde y que están definidas por la ley de los Cinco Principios.

Esto nos permite comprender un poco mejor lo que la cronobiología está «redescubriendo» hoy. No somos mecanismos fijos, sino muy al contrario; cada momento y hora de la jornada corresponden en nosotros a momentos de tonificación o de fragilidad de cada uno de nuestros órganos, pero también de la psicología que está asociada con ellos.

Pulmones	Yin	de 3 a 5 horas (hora solar)
Intestino Grueso	Yang	de 5 a 7 horas (hora solar)
Estómago	Yang	de 7 a 9 horas (hora solar)
Bazo-Páncreas	Yin	de 9 a 11 horas (hora solar)
Corazón	Yin	de 11 a 13 horas (hora solar)
Intestino Delgado	Yang	de 13 a 15 horas (hora solar)
Vejiga	Yang	de 15 a 17 horas (hora solar)
Riñones	Yin	de 17 a 19 horas (hora solar)
Maestro del Corazón	Yin	de 19 a 21 horas (hora solar)
Triple Recalentador	Yang	de 21 a 23 horas (hora solar)
Vesícula Biliar	Yang	de 23 a 1 horas (hora solar)
Hígado	Yin	de 1 a 3 horas (hora solar)

Los doce meridianos «orgánicos» y los dos meridianos complementarios circulan por todo nuestro cuerpo, y cada uno de ellos pasa por lugares idénticos de ambos lados de este según un trayecto, que es diferente para cada meridiano. Dentro de la lógica de lo que precede, en la lateralidad derecha la energía adquirirá un «significado» Yin, y en la lateralidad izquierda un «significado» Yang. Cada meridiano, finalmente, es a su vez de naturaleza Yin o Yang, y va asociado a un órgano cuando es Yin y a una «víscera» cuando es Yang.

Me parece oportuno precisar aquí las nociones de órgano y de vísceras, que están omnipresentes en la codificación energética china. Cada estación tiene un órgano y una «víscera» que están asociados con ella y representan las polaridades Yin y Yang de la energía manifestada en el cuerpo físico. Esos órganos son el Corazón, el Bazo-Páncreas, el Pulmón, el Riñón y el Hígado, y las «vísceras» son el Intestino Delgado, el Estómago, el Intestino Grueso, la Vejiga y la Vesícula Biliar.

Lo que me parece muy interesante y significativo de la lógica profunda de esta filosofía es la manera en la que los chinos «descubrieron» cuáles son los órganos Yin y Yang. Se cuenta, en efecto, esa anécdota —divertida, pero hasta qué punto «verdadera»— de la manera en la que los taoístas determinaron cuáles eran los órganos y vísceras de naturaleza Yin o Yang. Tal como vimos anteriormente en la «categorización» Yin/Yang, lo que pesa, lo que está lleno, corresponde al Yin, y lo que es ligero, lo que está vacío, al Yang. Los taoístas, pragmáticos y lógicos, tomaron un recipiente de agua y fueron sumergiendo alternativamente cada uno de los órganos y vísceras de un animal o de un cadáver en ese recipiente. Lo que flotaba (o sea, más ligero que el agua) sólo podía ser de naturaleza Yang, y lo que se hundía (o sea, más pesado que el agua) sólo podía ser de naturaleza Yin, y este fue el caso para todos los órganos.

Suelo servirme de esta referencia al agua y a su densidad para explicar el Yin, el Yang y el Tao (o más bien el Tai Chi, que es su manifestación). El Yin es la forma más manifestada, la más visible de las cosas, mientras que el Yang es su forma menos manifestada, la más sutil, siendo el Tai Chi la sinergia de los dos. El Yin se asocia asimismo con el frío y el Yang con el calor. Se puede comprender e ilustrar de manera analógica todo esto con el agua. Ella es la vida y la fuente de la vida, es el Tai Chi y el Tao. Su forma más manifestada y más fría (por consiguiente, Yin) es el hielo, y su forma menos manifestada y más caliente (o sea, Yang) es el vapor de agua.

La última precisión que quisiera aportar se refiere a las interacciones entre los meridianos. Las define la ley de los Cinco Principios, estando cada meridiano en relación directa con uno de esos Principios, como indica el cuadro de aquí abajo.

Meridiano u órgano		Principio asociado
Pulmones	➡	Metal Yin
Intestino Grueso	➡	Metal Yang
Estómago	➡	Tierra Yang
Bazo-Páncreas	➡	Tierra Yin
Corazón	➡	Fuego Yin
Intestino Delgado	➡	Fuego Yang
Vejiga	➡	Agua Yang
Riñones	➡	Agua Yin
Maestro del Corazón	➡	Fuego Yin
Triple Recalentador	➡	Fuego Yang
Vesícula Biliar	➡	Madera Yang
Hígado	➡	Madera Yin

La distribución Yin/Yang
dentro del cuerpo

Lo bajo y lo alto

Volvamos al cuerpo humano. Tal como hemos visto anteriormente en la codificación taoísta, lo bajo es Yin y lo alto Yang. Si colocamos esto en el plano del cuerpo humano, la parte alta del cuerpo es Yang y la parte baja del cuerpo Yin. Recordemos, no obstante, la «relatividad» de estas nociones. Si observamos la mitad inferior del cuerpo –que en la relatividad del cuerpo es Yin–, en lo que a ella respecta, la parte alta de la pierna será Yang y la baja Yin. La ilustración siguiente nos permite captar esto mejor.

Otro tanto ocurre exactamente con el busto, que es Yang en relación con el cuerpo completo, pero cuya parte alta es Yang y la baja Yin. El proceso se aplica así a todo el cuerpo. De modo que siempre observaremos las cosas partiendo del macrocosmos, lo más grande que hay, para ir afinando hacia el microcosmos, lo más pequeño que hay.

Tomemos un ejemplo sencillo. Una persona está aquejada de un problema en la rodilla. Dado que la rodilla forma parte de la pierna, el primer nivel de relación es con el Yin de esa persona, puesto que las piernas forman parte de la parte baja del cuerpo. Pero, dentro de la pierna, la rodilla se encuentra justo en el medio, es decir, entre el Yin y el Yang. Realiza la unión, la articulación entre estas dos partes. El segundo nivel de relación se sitúa, pues, entre el Yang y el Yin. En

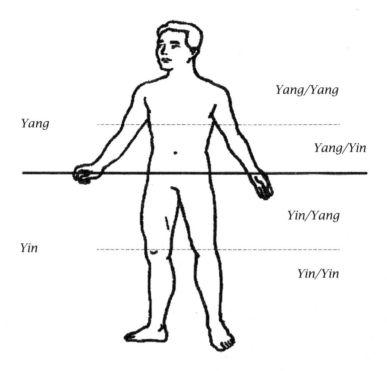

Yang

Yang/Yang

Yang/Yin

Yin/Yang

Yin

Yin/Yin

resumen, lo que plantea problema es, por tanto, la relación entre el Yang del Yin y el Yin del Yin, y en ese plano será en el que busquemos el mensaje y la eventual solución. Volveremos a recoger este ejemplo, cuyo análisis iremos afinando sobre la marcha, especialmente asociando los aspectos significativos del Yin y del Yang, pero también los de la lateralidad y los del papel que desempeña cada parte del cuerpo.

LA DERECHA Y LA IZQUIERDA

Hemos visto también que el Yin y el Yang están en relación con las lateralidades. La derecha es, en efecto, de naturaleza Yin, mientras que la izquierda es de naturaleza Yang. En términos absolutos, la parte derecha de nuestro cuerpo estará, pues, en relación con el Yin, mientras que la parte izquierda de nuestro cuerpo estará en relación

100

con el Yang. Apliquemos de nuevo la noción de relatividad que ya hemos considerado. La parte alta del cuerpo es Yang y la baja Yin. La izquierda del cuerpo es Yang y la derecha Yin. La izquierda de la parte baja es, por consiguiente, Yang dentro de esa zona Yin. Es Yang de Yin. La derecha de la parte de abajo, a su vez, es Yin dentro de esa zona Yin. O sea, es Yin de Yin. La parte alta del cuerpo es Yang, pero la derecha es Yin. O sea, que lo alto es Yin dentro de esa parte Yang. Es Yin de Yang. La izquierda de esa parte alta que es Yang es, por consiguiente, Yang de Yang.

Volvamos a nuestro ejemplo banal de la persona que tiene dañada una rodilla. Ya hemos visto que se trata de un problema situado en una parte Yin del cuerpo, que afecta a «la articulación» entre el Yin y el Yang de esa parte. Si esto ocurre en la rodilla izquierda, siendo Yang esa lateralidad, podemos afinar diciendo que el problema está en relación con la dinámica Yang de la persona, con el lado Yang de su vida. Si se trata de la rodilla derecha, al ser Yin ese lado, la persona tiene un problema con la dinámica Yin, con el lado Yin de su vida. Ya vemos que las cosas están empezando a precisarse un poco.

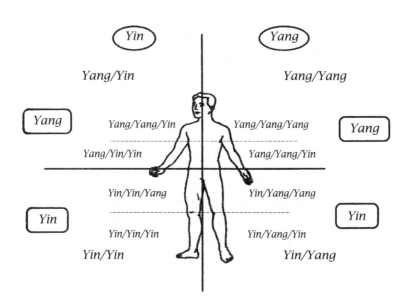

LO PROFUNDO Y LO SUPERFICIAL

Anteriormente hemos visto también que el Yin correspondía a la profundidad, a lo que está oculto, mientras que el Yang está asociado a lo que está en la superficie, a lo aparente. Por esto mismo, aquello que está en profundidad en nuestro cuerpo es de naturaleza Yin, como por ejemplo los órganos. Lo que está en la superficie, como por ejemplo nuestra piel, es de naturaleza Yang. Apliquemos de nuevo el principio de relatividad. En lo que es profundo y de naturaleza Yin, la superficie será Yang y lo profundo Yin. Si tenemos, por ejemplo, una afección pulmonar, lo que estará afectado será el Yin de esa parte Yin del cuerpo. Si, por el contrario, se trata de un problema de pleura (envoltorio externo, superficie exterior del pulmón), lo que estará implicado será el Yang de esta parte Yin.

¿QUÉ ES LO QUE CONECTA LAS COSAS DENTRO DE NOSOTROS? (LOS MERIDIANOS Y LOS CINCO PRINCIPIOS)

Es interesante ahora intentar comprender aquello que conecta todas las partes de nuestro cuerpo, primero entre ellas (órganos y miembros), pero también con nuestros niveles psicológico y espiritual. En este eje de investigación es muy útil la conceptualización taoísta, porque ofrece conexiones bastante profundas y perturbadoras para nuestras mentes cartesianas.

Con la teoría de los meridianos y la ley de los Cinco Principios, tenemos un primer nivel explicativo que nos da las relaciones potenciales entre los órganos y las diferentes partes del cuerpo, pero también con la psicología. Esto se realiza a través del soporte de la energía «Chi» que circula por los meridianos y gracias a las correspondencias establecidas con cada uno de los Cinco Principios. Aquí aparecen claramente las relaciones entre todas las partes de nuestro cuerpo y con el mundo exterior, y esto nos permite comprender mejor buena parte de nuestras actitudes o reacciones. La teoría de las psiques orgánicas, de la que hablé en *L'Harmonie des Énergies*, nos permite, por su parte, comprender mejor la relación más sutil, más elaborada, que existe con el entendimiento y el mental. Nos basaremos en la filosofía de los chakras, de la que hablé también en ese mismo libro.

Así pues, vamos a abordar lo primero el estudio de los doce meridianos del cuerpo humano dentro del eje que nos interesa, procediendo Principio por Principio. Esto nos permitirá poder referirnos a los cuadros sinópticos de las páginas anteriores.

El Principio del Metal

Gobierna todo lo que atañe a nuestra relación con el mundo exterior. De él depende nuestra capacidad para protegernos frente a él, para gestionar las agresiones externas. Es, pues, el Principio relativo a nuestra armadura, a nuestra cota de malla personal. Su nivel de protección es instintivo, reflejo, no reflexivo, y puede llevarnos a la reactividad, incluso a la reacción primaria. Su nivel de percepción es el de las sensaciones físicas. Como corolario, es también él el que gestiona nuestra capacidad para eliminar, para dejar atrás rápidamente las «agresiones».

El Metal concierne a la capacidad para zanjar (espada) respecto a las cosas, para elegir. Es la decisión «judicial», o sea, tomada con una búsqueda de tino y de justicia. Las elecciones fuertes, necesarias, que exigen un corte limpio, dependen del Metal. En efecto, a veces tenemos necesidad de dejar de funcionar únicamente en el plano de la reflexión razonadora (Tierra), que esclerotiza cuando es excesiva. En ese momento es cuando nos apoyamos en nuestro «Metal» para elegir, para zanjar.

Es, finalmente, el mundo de lo que yo llamo la «voluntad voluntaria», el voluntarismo. Las cosas que se hacen por la fuerza y con rigidez, como la hoja que corta con fuerza porque es más dura que aquello que corta o que aquello en lo que penetra.

Con el Principio del Metal están asociados dos meridianos, los meridianos del Pulmón y del Intestino Grueso.

El meridiano del Pulmón
(signo astrológico chino del Tigre)

El Pulmón se asocia con el Otoño. Permite absorber la energía llamada «Chi», de la que depende la actividad vital. Esta energía proviene del exterior, en especial bajo la forma del oxígeno (pero no únicamente), y dentro del cuerpo humano se transforma en Energía Esencial y luego Vital. Su papel es proporcionar la fuerza y la capacidad de resistencia ante las agresiones procedentes del mundo exterior.

El Pulmón gestiona el equilibrio entre el exterior y el interior. Es él el que está a cargo de la protección frente al mundo exterior (piel). Se encarga de la energía física y asiste al Corazón controlando la energía procedente del aire. Esta, asociada a la sangre, alimenta los órganos y las vísceras. Además, el Pulmón participa activamente en la calidad de la energía gracias a las transformaciones que dirige. En efecto, para poder circular y alimentar correctamente todo el cuerpo, la energía de la Tierra (es decir, los alimentos) debe combinarse con la energía del Cielo (es decir, del aire) con el fin de formar la Energía Esencial. Parece evidente que, si esta combinación está mal dirigida, el organismo estará mal «alimentado».

En el plano fisiológico, este meridiano corresponde al aparato respiratorio, pero también a la piel, a la nariz y al sistema piloso. Es el Pulmón el que regula el equilibrio térmico de estas zonas y les permite protegerse, esencialmente de las agresiones climáticas. En el plano psicológico, está asociado con la capacidad de defenderse frente al «mundo exterior». Está asimismo ligado a lo que yo llamo «la voluntad voluntaria» (voluntarismo), al rigor y a la acción sobre las cosas, pero también y sobre todo a la interiorización, tomada en el sentido de la no-manifestación, del camuflaje (armadura).

Su hora solar de tonificación se extiende de las 3 a las 5 horas y su trayecto se remata en el extremo del pulgar de cada mano.

El meridiano del Intestino Grueso
(signo astrológico chino de la Liebre)

Es complementario del meridiano del Pulmón y lo secunda. Está, al igual que él, asociado al Otoño. Tiene como función el transporte y la eliminación de los desechos, y de ese modo impide que se estanque la energía Chi. Por eso mismo influye en todas las excreciones. Tiene esa función respecto a las materias orgánicas, mientras que la Vejiga desempeña el mismo papel para los líquidos orgánicos. Sirve para evacuar lo que hemos comido o ingerido y no hemos asimilado o aceptado. Desempeña este papel para con los alimentos, pero también para todo lo que toca a nuestras experiencias psicológicas. Si funciona mal, se producen trastornos de evacuación en todo el cuerpo (Pulmón, Intestinos, Riñones, Vejiga) o en la psicología del individuo.

El Intestino Grueso se asocia con los mismos planos físicos y psicológicos que el Pulmón, dado que es su meridiano complementario.

Su hora solar de tonificación se extiende de las 5 a las 7 horas, e inicia su trayecto en el extremo de cada uno de los dos índices.

El Principio de la Tierra

Lleva la carga del pensamiento, de la reflexión y de la meditación. De él depende todo lo que afecta a la memoria, o más exactamente al conocimiento experimental adquirido. La Tierra rige la razón, el realismo y el sentido común, así como las preocupaciones o el darle vueltas a las cosas.

La energía de la Tierra se asimila gracias a los dos meridianos asociados con ese mismo Principio. Es él, pues, el que llevará la carga de nuestra relación con la «materia», en el eje de su dominio, de su posesión, de la supremacía, la apropiación y el poder sobre ella. La tierra nos permitirá digerir y asimilar todo lo que toca al mundo tangible, material. Vienen de la tierra los celos y la envidia, pero también la abundancia y la prodigalidad. Los meridianos asociados al Principio de la Tierra son los meridianos del Estómago y del Bazo-Páncreas.

El meridiano del Estómago
(signo astrológico chino del Dragón)

El Estómago recibe y transforma la energía de la Tierra mediante la digestión. Su meridiano afecta al Estómago y al tubo digestivo entero. Se encarga de la digestión de las cosas, tanto en el plano fisiológico (lo que hemos comido) como en el plano psicológico (aquello de lo que nos hemos apropiado, acontecimientos, experiencias, etc.). Se encarga de la recepción de los alimentos físicos (comida) o psicológicos (acontecimientos), de su almacenamiento momentáneo y de su primera transformación. Se ocupa, pues, de todo lo que afecta al alimento «material» de cada uno de nosotros, permitiéndonos el dominio, la posesión y la apropiación de esa materia que hemos ingerido.

Está en relación con los movimientos de los miembros y con el calor producido por el cuerpo, porque estos ayudan a un buen funcionamiento del Estómago y del tubo digestivo. Este meridiano, que está relacionado con el apetito, dirige también la formación de la leche materna (alimento del otro), el funcionamiento de las glándulas genitales y de los ovarios y la menstruación. Vemos cuán importante es su relación con el alimento, porque gestiona tanto el que recibimos (alimentos, informaciones) como el que damos (leche materna) o transmitimos (educación, formación).

En el plano fisiológico, este meridiano se corresponde, al igual que su complementario, el Bazo-Páncreas, con la carne, con los tejidos conjuntivos y la masa muscular, y se localiza físicamente en la boca y en los labios. En el plano psicológico, está asociado al pensamiento, a la memoria, a la razón y al realismo, a la reflexión y a las inquietudes.

Su hora solar de tonificación se extiende de las 7 a las 9 horas, y remata su trayecto en el extremo del segundo dedo («índice») del pie.

El meridiano del Bazo-Páncreas
(signo astrológico chino de la Serpiente)

El Bazo-Páncreas, al igual que el Estómago, se corresponde con el «fin de temporada». Su meridiano atañe a las glándulas del aparato digestivo, que se encuentran en la boca, el estómago, la vesícula biliar y el intestino delgado, así como a las glándulas mamarias y los ovarios. Desempeña un papel de pivote y distribuye de manera permanente el alimento a todo el cuerpo. En efecto, el alimento no es directamente asimilable por el organismo, y su transformación la aseguran el Estómago y el Bazo-Páncreas. De ese modo podrá asociarse con la energía del aire gracias al Pulmón y transformarse en Energía Esencial.

Los jugos digestivos del Estómago los controla el Bazo-Páncreas, que hace la primera distinción entre los alimentos útiles e inútiles. Dirige asimismo la transformación de los líquidos absorbidos. Regula, pues, toda la nutrición y la energía del cuerpo. Es él el responsable del tipo y de la calidad de nuestra relación con la materia de la que procuramos «apropiarnos» mediante la digestión. Dependen del Bazo-Páncreas las inquietudes en relación con el mundo material y con su posesión, así como las inseguridades y las angustias ligadas a ese mundo, por ejemplo el medio profesional.

Es fundamental su papel en la digestión de los azúcares. A través de él, si es preciso, compensaremos la eventual necesidad de dulzura. Veremos posteriormente cómo nos permite esto comprender de manera diferente la diabetes, por ejemplo. En los planos fisiológico y psicológico, este meridiano se corresponde con los mismos elementos que el Estómago.

Su hora solar de tonificación se extiende de las 9 a las 11 horas y su trayecto da comienzo en el extremo del dedo gordo del pie, en el lado interior del pie.

El Principio del Fuego

Es, como su nombre indica, el de la llama, el de lo que arde dentro de nosotros. Esta llama es interior, ya se trate del aspecto pasional de un individuo, pero también de su aspecto »luminoso«, de su claridad psicológica e intelectual. Dependen de este Principio el brillo, el intelecto, la inteligencia de la mente y también la espiritualidad. Pertenecen al Fuego la visión clara de las cosas, la libertad de mente, la potencia de comprensión y la fulguración de análisis. Por consiguiente, da la lucidez, pero también, a la inversa, la subjetividad.

La comprensión que tenemos del mundo depende de la calidad del Fuego. De él proceden el placer, la alegría, la satisfacción feliz. El mundo de las emociones depende del Principio del Fuego, y la pasión con la que carga puede convertirse a veces en violencia si está en exceso. Es el Principio de los arrebatos, ya sean emotivos, líricos o de cualquier otro tipo. En cuanto está presente lo pasional, el Fuego también lo está. Dependen de él el optimismo, el entusiasmo, la facilidad de elocución y de expresión, así como, por otro lado, nuestro ardor, nuestra fogosidad y nuestra capacidad servicial.

Cuatro meridianos están asociados con el Principio del Fuego: los del Corazón y el Intestino Delgado, el Maestro del Corazón y el Triple Recalentador.

El meridiano del Corazón
(signo astrológico chino del Caballo)
El Corazón está asociado con el Verano. Su meridiano ayuda a adaptar los estímulos externos a la condición interna del cuerpo. Por esto mismo está íntimamente ligado a la emotividad, y regulariza el funcionamiento de todo el cuerpo mediante su acción sobre el cerebro y los cinco sentidos.

Los taoístas lo consideran como «el Emperador» de los órganos y del psiquismo. La inteligencia y la consciencia dependen del Corazón. Existe una relación estrechísima entre el Corazón, el Maestro del Corazón (al que se llama el «Primer Ministro») y el cerebro. Todo desequilibrio del Corazón repercute en todos los demás meridianos. Controla la distribución de la sangre y rige el sistema vascular. Como está en relación con la lengua, permite distinguir los sabores.

En el plano fisiológico, este meridiano se correspondé, pues, con la lengua y con los vasos sanguíneos, se localiza físicamente en la frente y se identifica por la tez. En el plano psicológico, está asociado a la consciencia, a la inteligencia, a la pasión y al fulgor, pero también a la violencia. Es el amor, pero el amor pasional, el que abrasa, el que consume.

Su hora solar de tonificación se extiende de las 11 a las 13 horas, y remata su trayecto en la cara interna del extremo de ambos meñiques.

El meridiano del Intestino Delgado
(signo astrológico chino de la Cabra)

El Intestino Delgado corresponde, al igual que el Corazón, del que es complementario, al Verano. Es el «aduanero», el consejero personal del Emperador, al cual asiste. Garantiza la asimilación de los alimentos controlando la separación entre los que son «puros», dirigidos hacia el Bazo-Páncreas, y los »impuros», dirigidos hacia las vísceras de eliminación, que son el Intestino Grueso y la Vejiga.

Desempeña este mismo papel en el plano psicológico. Hace que pase al interior del organismo el alimento elaborado y asegura su asimilación en todos los planos (la personalización de las informaciones recibidas es el principio de lo «subjetivo»). Estas transformaciones exigen mucho calor, y por eso el Intestino Delgado pertenece al Principio de Fuego y resulta ser él el que representa el punto más cálido del cuerpo. En cuanto a lo demás, tiene las mismas características fisiológicas y psicológicas que las del Corazón.

Su hora solar de tonificación se extiende de las 13 a las 15 horas, y comienza su trayecto en el extremo del meñique de ambas manos.

El meridiano Maestro del Corazón
(signo astrológico chino del Perro)

El Maestro del Corazón es un órgano virtual que está asociado al Corazón, del cual recupera las correspondencias con el Principio del Fuego. Asiste al meridiano del Corazón controlando el sistema circulatorio central y de este modo rige la nutrición del cuerpo. Todas las relaciones del Corazón con los demás órganos transitan inicialmente por el Maestro del Corazón (ayudado por el Triple Recalentador), que tenderá a equilibrarlas. Su papel es transmitirle a todo el cuerpo las órdenes del Corazón, del que, en realidad, es portavoz. Los taoístas, por otro lado, lo llaman el «Primer Ministro», mientras que al Corazón se le considera «el Emperador». Por tanto, es este el encargado de conectar y de armonizar todo lo que ocurre en el interior, Estructura, construye, ratifica y legisla todo lo que concierne a nuestra conceptualización interior de las cosas, y es él quien vela por el respeto a los referentes internos, a las creencias establecidas. Es, finalmente, él el que lleva la carga de la sexualidad y de su equilibrio.

El Maestro del Corazón está ligado a los vasos sanguíneos por su estructura; y al miocardio y al pericardio, y también al cerebro, por su importante acción sobre el psiquismo y la calidad de lo mental. Es él quien hace circular, quien lleva la carga de la difusión de las cosas, tanto en el plano físico (circulación sanguínea) como en el plano psicológico (circulación de las ideas, fluidez del razonamiento, capacidad para reciclar las ideas). Las emociones que están asociadas con él son la alegría, el placer y la felicidad.

Su hora solar de tonificación se extiende de las 19 a las 21 horas, y remata su trayecto en la punta del dedo corazón de ambas manos.

El meridiano Triple Recalentador
(signo astrológico chino del Cerdo)
Complementario del Maestro del Corazón, el Triple Recalentador es considerado como una víscera. Así como el Maestro del Corazón recoge los elementos taoístas del Corazón, el Triple Recalentador recoge los del Intestino Delgado. Corresponde al Principio del Fuego, al Verano. Secunda al meridiano del Intestino Delgado y equilibra la energía proporcionada por el Maestro del Corazón. Actúa sobre la circulación capilar y protege el cuerpo mediante el sistema linfático, teniendo una acción particular sobre las membranas serosas. Asiste al Maestro del Corazón en la circulación, pero a un nivel más «fino», si se me permite la expresión, que es el de los capilares y sobre todo el de la linfa.

Tal como su nombre indica, tiene una relación importante con el calor y se presenta en tres planos complementarios, que son el Calentador Superior, el Calentador Medio y el Calentador Inferior. No detallaré aquí el papel particular de cada uno de estos Calentadores, porque nos sería de poca utilidad y porque aquellos a quienes interese esto pueden remitirse a *L'Harmonie des Énergies*.

Este meridiano controla, de hecho, «la atmósfera» en la que trabajan todas las vísceras, y regula el calor interno. Es él el que conecta y armoniza el interior con todo lo que viene del exterior. Estructura, construye, ratifica y legisla todo lo que atañe a nuestra conceptualización, pero en relación con los hechos procedentes del exterior. Es él el que permite que se establezcan en nosotros nuevos referentes eventuales de creencia.

En el nivel fisiológico, los tres planos del Triple Recalentador están situados cada uno en un nivel diferente del cuerpo. El Calentador Superior corresponde a la parte del busto situada por encima del diafragma (pecho). El Calentador Medio está asociado a la parte del vientre situada entre el diafragma y el ombligo, y el Calentador Inferior a la parte del vientre situada por debajo del ombligo.

Su hora solar de tonificación se extiende de las 21 a las 23 horas, y empieza en el extremo de ambos anulares.

El Principio del Agua

Rige en nosotros todo lo que toca a las energías profundas. Al igual que el agua subterránea, es una energía de fondo, poderosa, en reserva pero inmutable. Con él está asociada la Energía Ancestral, porque los que están impresos en lo más profundo de nosotros mismos son nuestros estratos personales internos. Son nuestras energías «no conscientes», nuestros esquemas estructurales personales, sobre los que está construida nuestra realidad.

Este Principio se corresponde, por eso mismo, con todos nuestros arquetipos, sociales, culturales y familiares, y con todas las memorias inconscientes que están inscritas en nosotros (a diferencia de la Tierra –que representa nuestras memorias conscientes– y de nuestra experiencia adquirida). Pertenecen al Principio del Agua nuestros códigos secretos y profundos, como, en particular, lo que está inscrito en el ADN o en los genes.

Por supuesto, esto le confiere a este Principio una potencia fenomenal. Por eso el Agua tiene la carga de nuestra potencia interior, de nuestra resistencia al esfuerzo y al cansancio, de nuestra capacidad de recuperación y de nuestra voluntad profunda (no voluntarista). Dependen del Agua nuestras reservas de energía, así como nuestro potencial de longevidad, que está ligado a nuestra Energía Ancestral. Depende de este principio nuestra capacidad para decidir, después de haber escogido (Metal), y para conformar las cosas, para pasar al acto. Es, finalmente, nuestro sentido de la escucha, nuestra capacidad para «disolver» las experiencias para que puedan integrarse en nosotros. Así pues, por extensión, se trata de nuestro potencial de aceptación.

En el plano psicológico y mental, dependen del Principio del Agua la severidad, el rigor, el paso a la acción y el sentido de la escucha. También gestiona él nuestros miedos profundos y viscerales.

Dos meridianos están asociados con el Principio del Agua, los meridianos de la Vejiga y del Riñón.

El meridiano de la Vejiga
(signo astrológico chino del Mono)

La Vejiga se asocia al Invierno, al igual que el Riñón, del que es complementaria. Está ligada a todo el aparato urinario, así como a la hipófisis y al sistema nervioso autónomo, que colaboran en la secreción de los riñones. Echa fuera la orina, que es el producto final de la purificación de los líquidos del cuerpo.

Es la fase final de la transformación de las energías, al ser los orines los líquidos impuros cargados de toxinas y que sobran en el cuerpo. La Vejiga está aparejada con el Riñón porque es él el que dirige la secreción de los orines. La Vejiga permite también, junto con el Riñón, gestionar y expulsar las «memorias antiguas», los viejos esquemas profundos que todos llevamos dentro de nosotros y que estamos dispuestos a cambiar, a soltar. Este papel se comprende fácilmente, puesto que estos dos meridianos están en estrecha relación con el sistema nervioso autónomo, que es a su vez la «puerta» fisiológica de nuestro inconsciente, es decir, justamente el que soporta la carga de nuestras memorias más profundas.

En el plano fisiológico, este meridiano corresponde a los huesos, a la médula ósea y a los oídos. En el plano psicológico, se asocia con la severidad, con la fecundidad, con el rigor, con la decisión y con el sentido de la escucha.

Su hora solar de tonificación se extiende de las 15 a las 17 horas, y remata su trayecto en el extremo de ambos dedos pequeños de los pies.

El meridiano del Riñón
(signo astrológico chino del Gallo)

Los Riñones se corresponden con el Invierno. Controlan la composición y la secreción de los líquidos orgánicos de los que depende la Energía Vital y capitanean el sistema de defensa contra el estrés. Regulan también el índice de acidez y la cantidad de toxinas mediante su mecanismo de purificación. Dirigen, finalmente, las glándulas suprarrenales izquierda y derecha. Este papel les confiere la gestión de nuestros miedos y de nuestras actitudes de reacción frente al mundo. Es el Riñón, debido a su control de las glándulas suprarrenales, el que gestiona nuestra agresividad, nuestra reactividad, nuestra huida (adrenalina) o bien nuestra calma, nuestra capacidad para apagar lo que se inflama (corticoides).

Los Riñones llevan la carga del almacenamiento de agua y de la Energía Esencial no almacenada en cada uno de los demás órganos para sus propias necesidades. Además, son la base misma del equilibrio Yin/Yang de la energía, porque la vida depende de la combinación del Agua y del Fuego de los Riñones. El Riñón izquierdo es, en efecto, de dominante Yang/Fuego, mientras que el Riñón derecho es de dominante Yin/Agua. Esta lateralización es importantísima, porque la vamos a volver a encontrar en el cuerpo.

Los Riñones están en la misma base de la «fuerza vital», y participan especialmente en la energía reproductora (fecundidad del esperma y de los óvulos). Contribuyen a ello por el carácter Yang/Fuego. Volvemos a encontrar aquí la relación con el Maestro del Corazón que, junto con el Corazón, les sirve de relé para todo lo que atañe a la vida y a su reproducción. Por el carácter Yin/Agua, equilibran su fuego mediante la aportación de Energía Esencial, que será el vector «material» asociado al vector «vital».

En los planos fisiológico y psicológico, este meridiano se asocia con los mismos elementos que la Vejiga.

Su hora solar de tonificación se extiende de las 17 a las 19 horas, e inicia su trayecto bajo la inserción del dedo gordo de ambos pies.

El Principio de la Madera

El Principio de la Madera corresponde a la Primavera. Es decir, está asociado con la Primavera de cada cosa, o sea, con el principio. De él dependen nuestra capacidad para dar comienzo a un proyecto o una acción, nuestra imaginación y nuestra creatividad. En la vida del hombre, representa el nacimiento y la primera infancia. La Madera gestiona nuestra flexibilidad, nuestra maleabilidad interior y nuestra tonicidad muscular.

Al igual que el brote que sale de la tierra tras el invierno (Agua), el sueño depende de la Madera, porque es la expresión del inconsciente (Agua). Nos permite el viaje, interior y exterior. Todo lo que tenga que ver con la exteriorización (grito, canto, pero también teatro, expresión artística) está regido por la energía de la Madera.

Procede de este Principio nuestra relación con la estética, y por esencia con el sentimiento, con los afectos. De él dependen el amor cómplice, el respeto al otro, la amistad y la fidelidad, mientras que el amor pasión depende del Fuego. Pertenece a la Madera el sentido de la ética y del respeto a las leyes interiores (mientras que en lo que respecta a las leyes exteriores es el Metal). Por extensión e inversión, el miedo a la traición y la ira son manifestaciones de este principio cuando está amenazado o desequilibrado. Desempeña, pues, un importante papel en la inmunidad elaborada del individuo, tanto en el plano fisiológico como en el psicológico.

Dos meridianos están asociados con el Principio de la Madera, el de la Vesícula Biliar y el del Hígado.

El meridiano de la Vesícula Biliar
(signo astrológico chino de la Rata)

La Vesícula Biliar, al igual que el Hígado, del que es complementaria, está asociada a la Primavera. Reparte los elementos nutritivos y regulariza el equilibrio energético en todo el cuerpo. Dirige las secreciones de las glándulas del tubo digestivo, como la saliva, la bilis y los jugos gástricos, pancreático, entérico y duodenal.

Controla la repartición armoniosa y «justa» de los elementos nutritivos y trabaja en estrecha colaboración con el Hígado, que le proporciona los elementos de base para su repartición. Por eso es esencial que esté equilibrada la energía de la pareja Hígado/Vesícula Biliar. Por su misma naturaleza, la Vesícula participa en la actitud general del mental y de los órganos en lo que se refiere a mantener alta la «moral». Si ella está equilibrada, ellos siempre sabrán plantar cara, y tendrán la energía y el valor para resistir. Si no está suficientemente equilibrada, la moral quedará mermada, y la idea de la derrota que se instalará creará el terreno favorable para que se produzca realmente. Tiene a su cargo, junto con su complementario el Hígado, todo lo que atañe al sentimiento y al afecto. Siendo de naturaleza Yang, esto se producirá en la relación con el exterior y con la capacidad de vivir, de expresar y aceptar ese sentimiento y ese afecto. Pero también la relación con la intuición y con la sinceridad profunda del individuo tendrá repercusiones sobre la energía de la Vesícula Biliar.

En el plano fisiológico, este meridiano se corresponde, al igual que el Hígado, con los ojos, los músculos y las uñas. En el plano psicológico, está asociado al sentido de la justicia, al valor, a la armonía y a la pureza.

Su hora solar de tonificación se extiende de las 23 horas a la 1, y su trayecto se remata en el cuarto dedo (anular) de ambos pies.

El meridiano del Hígado
(signo astrológico chino del Búfalo)

El Hígado también corresponde a la Primavera. Permite el almacenamiento de los elementos nutritivos y regula así la energía necesaria para la actividad general. Determina asimismo la capacidad de resistencia a la enfermedad, desbloqueando la energía necesaria para los mecanismos de defensa en caso de agresión por parte de aquella. Desempeña, finalmente, un papel importante en la alimentación, la descomposición y la desintoxicación de la sangre. Es aquí donde se inserta su papel en relación con los sentimientos, con los afectos. En efecto, la sangre, que depende del Corazón, transporta las emociones. Si esta sangre está «viciada», la calidad de las emociones es mala y los sentimientos de los que estas se nutren serán, a su vez, de mala calidad.

Por su relación estrecha con la sangre (producción y composición), desempeña también un papel importante en el proceso inmunitario. Drena las toxinas, regula la coagulación y regulariza el metabolismo. Es el Hígado, finalmente, quien determina la calidad general de la energía. Gestiona nuestra relación con el sentimiento y con el afecto, al igual que la Vesícula Biliar, pero esta vez en el nivel Yin, es decir, en el »interior», transformando, por depuración y filtrado, las emociones en sentimientos, en afectos.

En el plano fisiológico, el Hígado está asociado a los mismos elementos que la Vesícula Biliar.

Su hora solar de tonificación se extiende de la 1 a las 3 horas, e inicia su trayecto en el extremo del dedo gordo de ambos pies, en su cara externa, por el lado opuesto al meridiano del Bazo-Páncreas.

TERCERA PARTE

Recapitulación
Mensajes simbólicos del cuerpo

«Las verdades que menos nos gusta oír
suelen ser las que más necesitamos saber».

—PROVERBIO CHINO—

Del uso de cada órgano
o parte del cuerpo

Tras la parte teórica, tal vez un poco hermética, pero imprescindible para nuestra comprensión, vamos ahora a desarrollar nuestro análisis dirigido hacia el cuerpo físico. Cómo está «fabricado» este, cuál es el papel de cada una de las partes u órganos que lo componen y le permiten existir y funcionar de una manera notablemente eficaz cuando están en condiciones de hacerlo.

Ya hemos llegado a la parte de este libro que hablará de lo «concreto», aquella en la que vamos a poder encontrar respuestas directas a la pregunta del sentido que se les puede atribuir a nuestros dolores y otros padecimientos. Pienso, no obstante, que toda la primera parte de este libro nos va a evitar «leer a lo tonto». El hecho de haber comprendido, o por lo menos abordado, los mecanismos sutiles y profundos que están detrás de nuestros padecimientos nos va a permitir situar siempre a estos en su significación global para el individuo, en su Camino de Vida, y no en su significación de meros hechos ocurridos y «azarosa» del instante. Podremos así intentar darle un sentido a nuestro sufrimiento, mejor que buscar desesperadamente el medio de hacer callar a esa señal que está intentando advertirnos de algo.

De todas maneras, la propia presentación de esta última parte nos obligará a quedarnos en el nivel que corresponde. En efecto, yo no voy a establecer aquí una suerte de léxico sistemático en el que baste con ir a buscar «rodilla», por ejemplo, para encontrar enfrente la lista precisa y exhaustiva de los significados. Algunos libros ya existentes se presentan así, pero, en mi opinión, esto no es realmente acertado.

Los padecimientos o heridas que vivimos son mensajes de nuestro No-Consciente, de nuestro Maestro Interior. Como en el caso de los sueños, las señales que nos envían siempre son simbólicas, en un grado más o menos intenso según la importancia del problema. De la misma manera que nadie puede deciros lo que significan vuestros sueños, nadie puede decir lo que significan vuestras dolencias. Creo que lo único que podemos hacer es ofrecer ejes de reflexión, encuadres de significado, y no sentidos concretos y válidos para todos. No creo que se le pueda decir, por ejemplo (como he leído en ciertos libros), a una mujer que tiene una afección del seno izquierdo: «Eso quiere decir que no se ocupa lo suficiente de usted», o bien: «Eso quiere decir que se ocupa demasiado de sus hijos». Estas afirmaciones son en parte verdaderas, pero también, seguramente, en parte falsas o insuficientes. A los que las ofrecen les permiten mantener el poder, porque siguen siendo ellos los que «saben», pero no le dan realmente al individuo la posibilidad de crecer encontrando por sí mismo.

Cada uno de nosotros es portador de una historia que es la suya, que le es propia y que no se parece a ninguna otra. ¿Cómo se puede querer generalizar de esa manera? En el caso preciso del ejemplo anterior, esto es lo que, para mí, se le puede decir a esa mujer: ¿qué representan los senos? Son en primer lugar los elementos de la feminidad, y después los que permiten alimentar al hijo, darle de comer, darle con qué vivir. *Así pues, representan dos cosas, la feminidad y la facultad de preocuparse de los demás, de hacerse cargo de ellos y en particular de aquellos a los que situamos, o incluso mantenemos, en el nivel de un niño o de un hijo.* Puede, pues, tratarse de cualquier persona de la que nos hacemos cargo como de un niño, o a la que tratamos como si fuéramos su madre. Por otra parte, está claro que durante el período de lactancia y de la primera infancia, la mujer «se olvida» completamente de sí misma para ser la «madre», en beneficio de su prole. Prodiga cuidados maternales y protege a esa criatura que depende totalmente de ella, de la misma manera que todos aquellos a los que «tratamos como si fuéramos su madre» o protegemos son o se vuelven dependientes de nosotros. Esto nos permite instaurar una relación particular de poder «oculto» respecto del otro, con el pretexto de que nos necesita, de que «no sabe» o «no puede». De modo que nos vemos «obligados» a saber o a hacer por él, en su lugar o diciéndole cómo tiene que hacer.

Se trata, finalmente, del seno izquierdo. Recordemos: la lateralidad izquierda corresponde al Yang, es decir a la simbología masculina. Yo le pediría, pues, a esa mujer que reflexionara sobre en qué nivel de su vida se está preocupando de manera excesiva de un hombre al que considera como un niño (su hijo, su marido, su hermano, su jefe, etc.) y por el que quizá, por no decir con seguridad, tenga tendencia a olvidarse a sí misma. ¿Está huyendo del papel de la mujer para preferir el de madre en su lugar? Yo le pediría, finalmente, que reflexionara sinceramente sobre la relación de «poder» más o menos declarado que puede tener con ese hombre. Ella será la única que, si realmente lo quiere, podrá encontrar dentro de ella la respuesta cabal. Sólo ella podrá hacer que «case» con su propia vida esta trama comportamental que yo acabo de darle, para comprender y, eventualmente, elegir cambiar de actitud. Dado que la presencia del sufrimiento físico muestra que la situación no le conviene, eso le permitirá evitar el tener que pasar por la enfermedad para expulsar la tensión interna.

Vemos hasta qué punto el significado profundo del sufrimiento va ligado a la función de la parte afectada y a su proyección, su representación psicológica. Voy a proceder así, haciendo como los indios *Blackfeet*, tomando o, mejor dicho, comprendiendo las diferentes partes de nuestro cuerpo, los diferentes órganos o sistemas y aparatos orgánicos que lo componen, a través de su «función» y no de su estructura. Esto nos dará otra mirada, más abierta e «inteligente» sobre nuestra «realidad» humana.

Antes de pasar a esta última fase, quisiera traer a colación una última vez la cuestión de las lateralidades en el cuerpo, cuestión sobre la que vuelvo en mis diferentes libros (*Dis-moi où tu as mal – Le lexique, Shiatsu fondamental* tomo 2 y tomo 3). El significado que propongo es el que da la filosofía taoísta y su muy precisa codificación de las energías. La derecha corresponde al Yin y la izquierda al Yang. A cada una de estas dinámicas energéticas va asociada toda una simbología que permite ampliarlas, «cuadrarlas» con nuestra vida cotidiana. He aquí cuáles son las simbologías que están asociadas al Yin y al Yang y, por consiguiente, a la derecha y a la izquierda del cuerpo humano.

Cada vez que estemos en presencia de una manifestación lateralizada en nuestro cuerpo, deberemos buscar lo que está ocurriendo en ese momento en nuestra vida (o en un pasado más o menos cercano, según la profundidad de la manifestación), en uno de los ámbitos concernidos, procediendo por orden decreciente de los grados.

Simbología del Yin	Simbología del Yang
Lado derecho del cuerpo	**Lado izquierdo del cuerpo**
1.er grado: la madre, la esposa, la hija, la hermana.	1.er grado: el padre, el esposo, el hijo, el hermano.
2.º grado: la mujer en general, la feminidad, la estructura de las cosas o de uno mismo, el cerebro derecho, el sentimiento.	2.º grado: el hombre en general, la masculinidad, la personalidad de las cosas o de uno mismo, el cerebro izquierdo, la fuerza.
Grado social: la familia, la empresa (que representa a la madre social, la que «nutre y protege en su seno»), la sociedad, la Iglesia.	Grado social: el individualismo, la jerarquía (que representa al padre social, el que «educa, forma y muestra el ejemplo»), la autoridad, la policía.

Pero esta correspondencia de las lateralidades también es válida para una especie de autodiagnóstico de base. Tenemos todos, en efecto, un lado dominante del cuerpo, tanto en el aspecto general (flexibilidad, apertura de la cadera o del pie, tamaño del seno, etc.) como en el aspecto específico (ojo rector, sensibilidad del oído, lado en el que nos damos golpes o nos herimos con más frecuencia, etc.). Esta lateralización nos ofrece una textura general de nuestra dinámica personal de fondo y nos dice claramente si es el Yin (representación materna) o si es el Yang (representación paterna) quien domina en nosotros o con el que tenemos, principalmente, algo que «arreglar».

Me importa, finalmente, precisar un matiz muy importante que afecta al sentido en el que deben ser «leídos» y comprendidos estos mensajes. *Estos tan sólo tienen sentido cuando existen, cuando se expresan. No funcionan sistemáticamente en el sentido inverso y no significan que tal tipo de problemas, de dolencias o de padecimientos vaya a existir obligatoriamente porque nosotros vivamos mal tal o cual situación.* ¡Expliquémonos! Si alguien grita, eso quiere decir que siente dolor. En cambio, el que alguien sienta dolor no implica que vaya a gritar obligatoriamente. Cada uno tiene su umbral de expresión de sus sentires, pero también su medio privilegiado para hacerlo. Esto es tan cierto que entre mi clientela tengo dos o tres personas que se echan a reír de manera incontrolada cuando sienten dolor, y créanme que no es porque les guste sufrir.

Cada vez que nos duela una pierna, eso querrá decir que estamos viviendo tensiones relacionales. Pero, a la inversa, eso no quiere decir que cada vez que tengamos tensiones relacionales nos vaya a doler una pierna. Siempre podemos elegir, en función de las razones de esas tensiones, otro medio y otro lugar de expresión, a menos que sepamos y elijamos simplemente hacerlas callar.

El último punto que querría señalar, finalmente, es que con los mensajes del cuerpo y los gritos del alma tocamos en la cuestión de la «verdad» y en el hecho de que esta es interior en nosotros, y no exterior, ni está definida por criterios absolutos. Esta es la razón por la que el significado de los mensajes funciona solamente en un sentido y por la que no es posible decir *a priori* que tal comportamiento acarreará tal enfermedad o padecimiento del cuerpo. La única «verdad» transcendente, externa e impuesta para nosotros, es la de las leyes de la vida, la de los equilibrios energéticos que sirven de soporte a la manifestación de la vida. Hemos elegido una parte de ellos en el Cielo Anterior y su trama principal se «abreviará» en: «Cualquier cosa o actitud es mala en exceso». *Esta es la razón por la que en absoluto pretende demostrar ni probar nada ninguno de los ejemplos que cito en la continuación de este libro. Tan sólo sirven para ilustrar, para iluminar, mediante ejemplos concretos y reales, cada situación y cada relación existente entre la vivencia de un individuo y aquello que padece en su cuerpo.*

Todo esto parte de un principio que me es querido y que enuncio al principio del párrafo y también con mucha frecuencia durante mis formaciones y consultas: ***«No os pido que me creáis, os pido simplemente que probéis o que observéis; entonces podréis establecer vuestra propia creencia».*** Porque personalmente creo que, en la vida, el éxito no es una cuestión de creencias, sino más bien una cuestión de confianza, mientras que el fracaso sí que es siempre una cuestión de creencias.

¿PARA QUÉ SIRVEN LAS DIFERENTES PARTES DE NUESTRO CUERPO?

¿Cuál es la constitución natural del cuerpo de todos los seres humanos? Simplemente con observarlo podemos constatar varias cosas. Lo primero, que está construido en torno a un armazón, a una estructura sólida y dura que es el esqueleto. Este esqueleto, constituido por los huesos, es rígido pero está articulado, de tal modo que pueda consentir todos los movimientos del cuerpo. A su vez, él también está estructurado en torno a su eje básico, que es la columna vertebral. Y ese es nuestro «tronco mágico», del que parten todas las «ramas» de nuestro cuerpo.

En el interior de esta armazón de carga, tenemos los diferentes órganos, que encuentran un lugar perfectamente estructurado para que sus respectivas funciones se desarrollen en las mejores condiciones posibles. El conjunto lo pone en movimiento un elaboradísimo sistema de motores (músculos) y de cables (tendones, ligamentos), y está protegido por un envoltorio que lo recubre por completo (la piel). Observemos hasta qué punto es interesante esta construcción, siempre en lo que respecta a la estructura ósea. Miremos la ilustración del esqueleto que aparece más adelante. Cuanta más importancia tiene una parte determinada de nuestro cuerpo, cuanto más vital es y más elaborada está, mejor se la protege.

Nuestro abdomen, que contiene las vísceras del aparato digestivo y de la eliminación, está sostenido por la columna y se apoya en la pelvis, pero no está protegido por una estructura ósea. Es flexible, extensible, y puede moverse libremente. Nuestros pulmones y nuestro corazón, que, en cambio, sí son más «vitales», están también sostenidos por la columna, pero, además, revestidos y protegidos por esa jaula ósea que forman nuestras costillas. Los rodean, pero a pesar de todo dejan la libertad, la posibilidad de «moverse». Nuestro cerebro, finalmente, está enteramente encerrado, protegido en esa verdadera caja fuerte ósea que es la caja craneana, cuya movilidad potencial, si bien existe, como saben todos los osteópatas, es reducida. Esta constatación dista mucho de ser anodina, porque nos permite ver de nuevo hasta qué punto está ausente el azar de la construcción humana.

Tomemos ahora una por una las partes de nuestra «máquina corporal» y veámoslas en detalle. Así podremos encontrar, para cada una de ellas, los códigos secretos que nos permitirán descifrar sus mensajes.

El esqueleto y la columna vertebral

La columna está compuesta por vértebras, cada una de las cuales posee un papel muy concreto. Su número es de 5 en las vértebras sacras (3 + 2), 5 en las lumbares, 12 en las dorsales y 7 en las cervicales. Ya podemos empezar a constatar la lógica de la construcción del cuerpo humano.

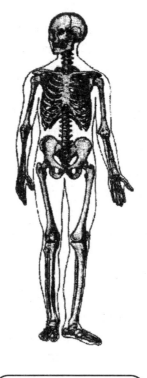

El esqueleto

El número 5 es el que recoge la carga de la simbología del hombre, de la horizontalidad, de la materia, de la base de las cosas (5 Principios, 5 sentidos, 5 dedos, etc.). El número 7 es el que carga con la simbología de la espiritualidad, de lo divino, de lo que está elaborado (7 chakras, 7 planetas, 7 colores del arcoíris, 7 notas, 7 brazos del candelabro judío, etc.). Obsérvese que las vértebras sacras y lumbares, que constituyen las dos bases de nuestra columna (una fija, la «fuente», y la otra móvil, la «base»), están en número de 5. Nuestras cervicales constituyen nuestro cuello. Cargan con lo más elaborado que hay en nosotros, es decir, nuestra cabeza, que tiene alojado el cerebro, y están en número de 7. Finalmente, las dorsales, que sostienen nuestro busto, están en número de 12, es decir, la suma de los dos (5 + 7 = 12, como los 12 signos del zodíaco, los 12 meses del año, las 12 horas de la jornada, las 12 sales ho-

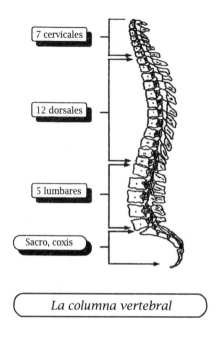

7 cervicales

12 dorsales

5 lumbares

Sacro, coxis

La columna vertebral

meopáticas, los 12 apóstoles, etc.). Se me hace muy difícil creer que esto tenga nada que ver con la casualidad.

Cada vértebra posee un papel particular y sirve de «cojinete de distribución» de los datos vibratorios procedentes del cerebro. Los dos planos, el consciente y el no consciente, de todo individuo se comunican con el cuerpo mediante el soporte mecánico y químico de ese ordenador central que es nuestro cerebro. Él transmite sus «consignas» hasta a la más pequeña de nuestras células, especialmente gracias a la intermediación de todo el sistema nervioso cerebro-espinal y el sistema nervioso autónomo o neurovegetativo (sistema simpático + parasimpático). En función del tipo de tensión y de intensidad, se producirá un proceso de evacuación del exceso de energía a la altura de la vértebra que haga de «cojinete».

Un «desplazamiento vertebral», una contractura muscular alrededor de la citada vértebra, etc., conllevarán, en un primer momento, una sensación dolorosa más o menos fuerte. Si el desequilibrio persiste o si le hacemos callar nosotros, el fenómeno con mucha frecuencia se agrava y se transforma en artrosis, en hernia discal o en disfuncionamiento orgánico. Es interesante constatar que el fenómeno suele producirse, o más bien descubrirse, una mañana, al despertar, o sea, justo después de la noche. Y la noche es el período privilegiado de actividad de expresión de nuestro inconsciente. El Maestro Interior necesita el «silencio» de la noche para expresarse, porque el barullo y la agitación del día no se lo permiten. El ruido que hace la calesa por el camino y el hecho de que el pasajero vaya sentado en el interior hacen que el cochero y él tan sólo puedan conversar con ocasión de las paradas, de los descansos, elegidos o provocados por algún «incidente» del trayecto. Tan sólo en los casos más «urgentes» o más «fuertes» necesitamos recurrir a un acto «fallido» por el que haremos exactamente el gesto que conviene para «crujirnos» la espalda. La explicación detallada de los principales «desplazamientos vertebrales» es relativamente fácil de deducir con el cuadro que aparece aquí seguido, que nos permite ya ver de modo incipiente los vínculos que existen entre las vértebras y los órganos.

Vértebras cervicales	Cojinete de distribución para	Síntomas habituales
1.ª cervical	Cabeza, cara, sist. simpático	Dolores de cabeza, insomnios, estados depresivos, vértigos
2.ª cervical	Ojos, oído, senos, lengua	Vértigos, problemas oculares o auditivos, alergias
3.ª cervical	Cara, orejas, dientes	Acné de la cara, rojeces, eczema, dolores dentales
4.ª cervical	Nariz, labios, boca	Alergias (fiebre del heno, herpes bucal, etc.)
5.ª cervical	Cuello y garganta	Afecciones y dolores de la garganta
6.ª cervical	Músculos del cuello, hombros, parte alta de los brazos	Tortícolis, dolores de los hombros
7.ª cervical	Hombros, codos, dedos meñiques y anulares	Dolores, hormigueo y entumecimiento de esas zonas

Vértebras dorsales	Cojinete de distribución para	Síntomas habituales
1.ª dorsal	Antebrazos, manos, muñecas, pulgares, índices, medios, sujeción de la cabeza	Dolores, hormigueo y entumecimiento de esas zonas
2.ª dorsal	Sistema cardíaco, plexo cardíaco	Síntomas o dolores cardíacos
3.ª dorsal	Sistema pulmonar, senos	Afecciones pulmonares, dolores en los senos
4.ª dorsal	Vesícula Biliar	Trastornos de la Vesícula, del ánimo, ciertas migrañas «vesiculares» y afecciones cutáneas
5.ª dorsal	Sistema hepático, plexo solar	Trastornos del hígado y de la inmunidad, fragilidad afectiva
6.ª dorsal	Aparato digestivo, estómago, plexo solar	Trastornos de la digestión, acidez gástrica, aerofagia
7.ª dorsal	Bazo-Páncreas	Diabetes
8.ª dorsal	Diafragma	Hipo, dolores en el plexo solar
9.ª dorsal	Glándulas suprarrenales	Agresividad, reactividad, reacciones alérgicas
10.ª dorsal	Riñones	Mala eliminación, intoxicación por toxinas, fatigabilidad
11.ª dorsal	Riñones	Mala eliminación, intoxicación por toxinas, fatigabilidad
12.ª dorsal	Intestino Delgado, sistema linfático	Mala asimilación, dolores articulares, gases

Vértebras lumbares	Cojinete de distribución para	Síntomas habituales
1.ª lumbar	Intestino Grueso	Estreñimiento, colitis, diarreas
2.ª lumbar	Abdomen, muslos	Calambres, dolores abdominales
3.ª lumbar	Órganos sexuales, rodillas	Reglas dolorosas, impotencia, cistitis, dolores en las rodillas
4.ª lumbar	Nervio ciático, músculos lumbares	Ciáticas, lumbalgias, problemas de micción
5.ª lumbar	Nervio ciático, parte baja de las piernas	Calambres, pesadez y dolor en parte baja de las piernas, ciáticas
Sacro y coxis	Pelvis, glúteos, columna vertebral	Problemas del eje vertebral, sacro-ilíacas, hemorroides

Las afecciones del esqueleto y de la columna vertebral

El esqueleto y los huesos representan nuestra estructura, nuestra arquitectura interior. Cada vez que padecemos de los huesos, eso significa que sufrimos en nuestras estructuras internas, en nuestras creencias de vida. La mayoría de estas estructuras son no conscientes, son nuestros arquetipos más profundos, aquello sobre lo que, inconsciente y permanentemente, nos hemos apoyado en nuestro día a día, en nuestra relación con la vida. Las grandes creencias de los pueblos (historias, culturas, costumbres, religiones) forman parte de estos arquetipos, pero también aquellas que nos son más personales, como el racismo, la ética, el sentido del honor y de la justicia, las perversiones o los miedos viscerales. Los huesos son lo más hondo que hay en nuestro cuerpo, aquello alrededor de lo cual está construido todo, aquello sobre lo que todo descansa, se apoya. También son lo más duro, lo más rígido y sólido que hay en nosotros. En ellos se alberga la (¿sustantiva?) médula ósea, esa «piedra filosofal interior» en la que se produce la más secreta alquimia humana. Representan, pues, lo más profundo que hay en nosotros, en nuestra psicología no consciente, son la arquitectura de esta. Los huesos son aquello sobre lo cual y alrededor de lo cual está construida y reposa nuestra relación con la vida.

Cuando sufrimos una perturbación, una afección o un trastocamiento profundo en nuestras creencias profundas, de base, en lo que atañe a la vida, a lo que creemos que esta es o debe ser, nuestra estructura ósea nos lo expresará mediante un sufrimiento o una molestia. Por esta razón, por ejemplo, se desarrolla el fenómeno de la osteoporosis particularmente en ciertas mujeres, pero no en todas, después de la menopausia. Se desarrolla tanto más cuanto más vive la mujer su menopausia como una pérdida de identidad femenina. Porque la imagen arquetípica profunda de la mujer sigue siendo la de ser aquella que procrea. Incluso este ha sido durante mucho tiempo su único «papel» social. A las mujeres estériles o que ya han pasado la menopausia, el colectivo o la familia las consideraba inútiles, improductivas, hasta el punto de que la mayoría de las veces las repudiaba su marido.

Es poco frecuente que la estructura ósea sufra daños generales, y estos tienen tendencia, más bien, a localizarse en un lugar preciso del cuerpo (pierna, brazo, cabeza, muñeca, etc.). En cada ocasión, el significado del mensaje estará directamente en relación con ese lugar, pero sabiendo que el problema ahí expresado es profundo, estructural, está ligado a una creencia fundamental que, con razón o sin ella, ha quedado perturbada por la vivencia de la persona.

La escoliosis

Es uno de los ejemplos llamativos de esta problemática estructural. Esta deformación de la columna vertebral, que puede adoptar formas graves, tiene unas características muy particulares. Afecta a los niños durante el crecimiento y siempre se detiene después de la pubertad. Veamos esto en detalle a partir de constataciones simples y evidentes, pero que es bueno recordar. La fase de crecimiento de un niño es cuando va estirando, es decir, cuando se dirige hacia el mundo adulto (por lo menos en la forma) y deja atrás el mundo de la infancia. Su crecimiento físico se realiza especialmente mediante el de su columna vertebral, que se desarrolla entre dos ejes bien definidos, que son la pelvis y los hombros.

El fenómeno de la escoliosis es el de una columna que crece entre estos dos polos mientras estos permanecen a una distancia igual uno de otro y el referente «de arriba» permanece a la misma distancia del suelo. ¿Qué representan para el niño y qué significa ese crecimiento que no se ve en el exterior? Los hombros, que son el eje Yang del cuerpo y el de la acción (*véase* más abajo el capítulo sobre los hombros y los brazos), son la representación del padre, mientras que las caderas, que son el eje Yin del cuerpo y el de la relación (*véase* el capítulo sobre la cadera), son la representación de la madre. Estos son los dos referentes espaciales inconscientes que tiene el niño de su «sitio» y del de sus «padres», reales o simbólicos (profesores, cuidadores, etc.). Si el mundo de los adultos no satisface al niño, desaparecerá el deseo de hacer que se desplacen sus propios referentes para unirse con los de aquellos, y el niño rechazará ese mundo tan poco atractivo. Si es el caso, elegirá inconscientemente quedarse en el de la infancia, que le satisface más. Fijará él los referentes exteriores de su crecimiento, aquellos que sí «ve» y puede medir. Así pues, las líneas de los hombros y de la pelvis se quedarán a la misma altura, con el mismo diferencial. No obstante, la columna vertebral sigue creciendo y se ve «obligada» a encajar entre esos dos puntos fijos.

La segunda característica de la escoliosis es que siempre se detiene al final de la pubertad. Ahora bien, la pubertad representa el período en el que el niño va contrastando sus afectos en relación con el mundo exterior, en el que comprueba su capacidad para encontrar su sitio, para lograr que le amen y le reconozcan en el exterior. Una vez que ha encontrado ese lugar, ya no necesita fijar sus referentes y puede dejar que vuelvan a moverse.

Aquí estoy pensando de manera muy particular en Carine. Esta muchachita, de 14 años de edad, tenía un problema de escoliosis muy acentuada, para el que los especialistas habían aconsejado que se pusiera con urgencia, y llevara durante las 24 horas del día, un corsé rígido que ceñía todo el torso de la niña, y esto durante varios meses como mínimo. Su padre, que venía a la consulta por problemas de ciática, me habló de Carine. Tras aconsejarle que recogiera varias opiniones médicas antes de hacer cualquier cosa, le expliqué lo que había «detrás» de la escoliosis de su hija y le propuse ayudarle a comprender lo que ocurría y cómo podía ella cambiar ese «mal programa» que no la hacía feliz. Paralelamente a este trabajo que hacíamos los dos juntos, le aconsejé que pidiera ayuda a una amiga que practica una técnica que se llama ortobionomía, así como a un médico homeópata. Carine cortó en seco la evolución de su escoliosis (que incluso perdió uno o dos grados) y volvió a empezar a crecer (entre 3 y 4 centímetros), cosa que llevaba más de un año sin hacer.

¿Qué ocurría en la vida de Carine? En el año que precedió a su visita, Carine había perdido todos sus referentes debido a ciertas opciones y decisiones tomadas por los adultos. Una mudanza, un cambio de colegio y la actividad profesional muy absorbente de un padre que a ella le parecía demasiado ausente le hicieron perder confianza en el mundo de los adultos. Carine tenía, no obstante, un «sol» en su corazón, la presencia y la complicidad profunda de una amiga del colegio que le era muy querida. De nuevo la «traicionaron» los adultos, porque los padres de esa amiga decidieron mudarse y la madre de la niña se negó a que continuaran viéndose episódicamente o manteniendo correspondencia. A partir del día de esa fecha, Carine dejó de crecer y decidió conservar sus referentes de la niñez. Supe que había ganado la partida cuando, después de nuestra tercera sesión, me contó que, en la noche que siguió, había tenido una pesadilla en la cual un «asesino mataba a un niño»… Expresaba así que había decidido dejar atrás la infancia.

Después de la estructura, miremos ahora cómo está construido, vestido y articulado nuestro cuerpo. Tenemos, partiendo desde abajo, los miembros inferiores, el tronco, los miembros superiores y la cabeza. Cada una de estas partes desempeña un papel muy preciso, y este está en relación directa con su función. Vamos a precisar estas relaciones para cada parte, volviendo sobre las funciones concretas de cada una de ellas, tanto si se trata de un miembro como de un órgano.

Los miembros inferiores

Están compuestos por dos partes, el muslo (muslo y fémur) y la pierna (pantorrilla, tibia y peroné), y por tres ejes importantes que son sus articulaciones principales. Los miembros inferiores se rematan en una pieza maestra, el pie.

Las articulaciones que conectan y articulan el pie, la pierna, el muslo y el busto son la cadera, la rodilla y el tobillo. ¿Cuál es el papel primario y fisiológico de nuestras piernas? Son ellas las que nos permiten desplazarnos, ir hacia adelante o hacia atrás, de un sitio a otro y, por supuesto, hacia los demás. Son, pues, nuestros vectores de movilidad, que nos ponen en relación con el mundo y con los demás. La simbología «social» de la pierna es muy fuerte. Ella es la que permite los acercamientos, los encuentros, los contactos, ir ha-

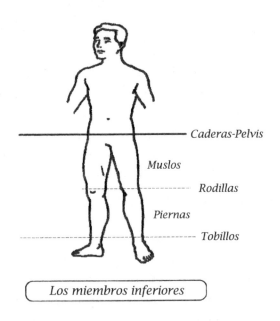

Caderas-Pelvis

Muslos

Rodillas

Piernas

Tobillos

Los miembros inferiores

cia adelante. Todo lo que pertenece a la pierna está ligado al movimiento en el espacio, y especialmente en el espacio relacional. Nuestras piernas son, pues, nuestros vectores de relación. Son la representación psicológica de estos y su agente físico potencial.

Las afecciones de los miembros inferiores

Dicho de modo muy global, cuando tenemos tensiones o dolores en las piernas, significa que tenemos tensiones relacionales con el mundo o con alguien. Tenemos dificultad para avanzar o para retroceder en el espacio relacional del momento. Cuanto más precisa sea la localización dentro de la pierna, más nos permitirá afinar el tipo de tensión que estamos viviendo y, seguramente, comprenderlo. Vamos a ver con detalle, en cada parte de la pierna, sus significados particulares. Simplemente habrá que recolocar cada tipo de señal dentro del contexto de base, que es el de las «relaciones» con el mundo y con los demás. Estudiemos lo primero las articulaciones de la pierna, la cadera, la rodilla y el tobillo, y después pasaremos al muslo, a la pantorrilla y al pie.

La cadera

Corresponde a la articulación «primaria», básica, «madre», de los miembros inferiores. De ella es de donde parten todos los movimientos potenciales de estos miembros. Representa también el eje básico de nuestro mundo relacional. Se la califica como «puerta del No-Consciente relacional» (*véase* esquema más adelante, «Simbología de los miembros inferiores»), el punto a través del cual emergen hacia el Consciente los elementos de nuestro No-Consciente. Nuestros esquemas profundos, nuestras creencias sobre la relación con el otro y con el mundo y la manera en que la vivimos están somáticamente representados (en lo que atañe a la estructura del cuerpo, claro está) por la cadera. Toda perturbación, consciente o no, de esos niveles tendrá repercusiones en una de nuestras caderas. Junto con la pelvis y la zona lumbar, las caderas son la sede de nuestra potencia profunda, así como la de nuestra capacidad de movilidad y de flexibilidad, internas y externas. Nuestro «ser» está en relación con el mundo a partir de ellas.

Las afecciones de la cadera

Los problemas de cadera, dolores, tensiones, bloqueos, artrosis, etc., nos muestran que estamos atravesando una situación en la que lo «básico» de nuestras creencias profundas está siendo sometido a cuestionamiento. El hecho de que falle esta articulación, que es el apoyo primario y fundamental de la pierna, significa que también están cediendo nuestros apoyos interiores de fondo, nuestras creencias más soterradas respecto a la relación con la vida. Estamos de plano en las nociones de traición o de abandono, ya sean debidas a nosotros o debidas al otro.

Si se trata de la cadera izquierda, estamos en el caso de una vivencia de traición o de abandono de la simbología Yang (paterna). Pienso aquí en particular en una persona que se llama Sylvie, y que había venido a consultarme por un problema de artrosis de la cadera izquierda, poco antes de someterse a operación. Tras dejarla hablar de su sufrimiento «mecánico», la llevé al fondo del problema y a que me hablara un poco más de su vida, preguntándole: «¿Qué hombre la ha traicionado o abandonado en los últimos meses?» A pesar de su sorpresa, me confió que había perdido a su marido hacía tres años, pero que no veía relación entre ambos hechos. Yo le fui explicando progresivamente el proceso inconsciente que se había extendido durante todo ese tiempo antes de liberarse de ese modo. Reconoció entonces que, efectivamente, había vivido la desaparición de su marido como un abandono y como algo injusto. Tras dos sesiones de shiatsu y de trabajo sobre esa memoria, su cadera se liberaba hasta el punto de que, durante la segunda semana, pudo permanecer dos jornadas seguidas sin sentir el mínimo sufrimiento. No obstante, sus miedos y sus «obligaciones» profesionales le hicieron tomar, a pesar de todo, la decisión de someterse a la cirugía, y yo, por supuesto, la dejé libre de tomar esa decisión. La operación «salió perfectamente» y ella no ha vuelto a dolerse de esa cadera.

Año y medio más tarde, volvió a consultar conmigo por el mismo problema, pero esta vez en la cadera derecha. Estaba claro que en absoluto había evacuado la tensión interior. La herida del alma no había cicatrizado del todo y buscaba otro punto del cuerpo para expresarse. Yo la empujé para que se adentrara más en la expresión de su vivencia y acabó «confesándome» que, además, tras la desaparición de su marido, había tenido muy serias dudas respecto a la fidelidad de este, que pensaba que la había engañado. Se sentía traicionada en su posición de esposa. De modo que no era extraño que el No-Consciente tuviera necesidad de expulsar por una cadera esa herida que aún distaba mucho de estar cerrada, porque la mantenía abierta la duda. Fue la derecha porque, ciertamente, estaba implicada la feminidad, pero sobre todo porque la izquierda ya no podía «hablar».

Si se trata de la cadera derecha, estamos en el caso de una vivencia de traición o de abandono de la simbología Yin (materna). Aquí, aparte del ejemplo anterior, me viene a la mente mi propio padre. Trabajaba en una oficina pública en la que cada vez se le hacían más difícilmente tolerables ciertas cosas y comportamientos, porque «traicionaban» la idea que él se hacía del servicio público. Pero

¿cómo salir de esa situación? Un día sufrió una caída, debido a la cual sufrió mucho daño en la cadera derecha. Poco a poco el dolor fue creciendo, hasta el punto de que se le hizo físicamente difícil poder hacer correctamente su trabajo. Siendo él de origen campesino y con un gran sentido del deber y del respeto a los compromisos, quedó aún más «contrariado» cuando le aconsejaron que «pidiera la baja por enfermedad». «No puedo aceptarlo, porque eso querría decir que los demás tendrán que hacer el trabajo por mí», decía en aquella época. Eso habría sido una traición adicional, pero cometida por él. Para evitarlo, aunque económicamente perdía mucho al hacerlo, tomó una jubilación anticipada, porque ya no estaba muy lejos de su jubilación completa. No obstante, él no podía comprender todo el significado inconsciente de lo que ocurría. Se marchó en ese momento para ayudar a una persona a la que conocía a montar un criadero de truchas. Los principios fueron prometedores, pero se renovó la experiencia de la traición. Esa persona empezó, en efecto, a gastarle «a él» a diario nuevas «bromas» que, una vez tras otra, reducían el trabajo que dicha persona realizaba. Hasta el día en que una gota de agua más gruesa que las demás (una destrucción accidental) desbordó el vaso. El dolor en la cadera derecha, que había adoptado la forma de una coxartrosis, se amplificó en poco tiempo después de haber abandonado a aquel patrón en quien su confianza había sido tan mal empleada, y se tuvo que operar.

Tal vez, si en aquella época yo hubiera «sabido», habríamos podido sacar a relucir la necesidad que él tenía de experimentar la traición o el abandono simbólico. Por otro lado, él ya había conocido esto de más joven, cuando, al regresar del cautiverio después de la guerra, constató que su padre había abandonado una hermosa granja en la que vivían antes de la guerra. Y eso que él le había exhortado expresamente a que no lo hiciera. Al constatar que su padre la había vendido a pesar de todo para comprar otra en otro sitio, decidió abandonar la granja familiar para irse a trabajar a una fábrica. Digo «tal vez» porque no siempre estamos dispuestos a «oír» ciertas cosas y porque nadie puede vivir o cambiar la Leyenda Personal de otro.

La rodilla

Es la segunda articulación de la pierna, la que sirve para plegar, para plegarse, para ponerse de rodillas. Es la articulación de la humildad, de la flexibilidad interior, de la fuerza profunda, en oposición con el poder exterior, que produce la rigidez. Es la señal manifestada del vasallaje, de la aceptación, incluso de la rendición y de la sumisión. La rodilla representa la «puerta de la Aceptación» (*véase* el esquema de más adelante: «Simbología de los miembros inferiores»). Es el correlato, la continuación de la cadera, cuya movilidad prolonga, pero en sentido inverso. La cadera es una articulación que, en efecto, sólo se puede doblar hacia adelante, mientras que la rodilla sólo se puede doblar hacia atrás. Significa, pues, la capacidad para soltar, para ceder, incluso para retroceder. Es también la articulación que hace la báscula entre el Consciente y el No-Consciente. Representa así la Aceptación de una emoción, de un sentir, de una idea que emerge del No-Consciente hacia el Consciente –si estamos en el proceso de Densificación–, o bien, al contrario, que va hacia ese No-Consciente desde el Consciente, si estamos en el proceso de Liberación (*véase* el esquema de «Simbología de los miembros inferiores»). Es la articulación capital de la relación con el otro y de nuestra capacidad para aceptar lo que implica esa relación como apertura, incluso como acuerdo mutuo (no he dicho transigencia). Es, por otro lado, interesante señalar que *«genou»* también puede escribirse *«je-nous»*…[1]

Las afecciones de la rodilla

Es fácil deducir que, cuando nos duele una rodilla, significa que tenemos dificultad para plegarnos, para aceptar una vivencia particular. Estamos en el nivel de las piernas, o sea, que la tensión es de orden relacional con el mundo exterior o interior, con los demás o con uno mismo. Los dolores o problemas «mecánicos» en las rodillas significan que no se aceptan, incluso que se rechazan, una emo-

---

1. En francés, *«genou»* (rodilla) y *«je-nous»* (yo-nosotros) se pronuncian exactamente igual. *(N. de la T.)*

ción, un sentir, una idea o una memoria relacionada con la relación que tenemos con el mundo. Se trata de algo que es vivido en el Consciente y que trastoca, pone patas arriba, perturba nuestras creencias interiores, y que rechazamos interiormente. Puede tratarse, a la inversa, de una emoción, de un sentir o de una memoria que emergen del No-Consciente (mensaje del Maestro Interior) y que tenemos dificultades para «aceptar», para integrar en nuestro día a día, en nuestro Consciente, porque en él perturban, trastocan «costumbres» o creencias reconocidas y establecidas.

Si es la rodilla derecha, la tensión está en relación con la simbología Yin (materna). Podemos recuperar aquí el ejemplo que cité anteriormente de aquel hombre que se hizo daño en la rodilla derecha durante un partido de fútbol, cuando acababa de recibir la carta de demanda de divorcio de su mujer, divorcio al que se negaba. Pienso aquí también en un caso personal igualmente significativo. Hace unos años, yo practicaba asiduamente el aikido con mi profesor de aquella época. Unos amigos y yo habíamos construido en París un magnífico dojo, para el que habíamos sudado sangre y agua y, en el caso de algunos, puesto en grave peligro nuestras estructuras familiares y sociales, porque aquella construcción iba por delante de todo lo demás y nos dejaba «indisponibles» para muchas otras cosas. Poco tiempo después del final de esa realización, de la que estábamos particularmente orgullosos, se degradaron las relaciones con la estructura representada por la asociación. Pero, en el fondo de mí, yo no podía aceptar los mensajes que me llegaban constantemente y me mostraban que mi camino junto a ella se había acabado. Me resultaba demasiado difícil aceptar esa idea, después de todo lo que había invertido en ella, a pesar de la vivencia de «traición» que iba asociada con el resto.

Fue mi rodilla derecha la que «falló» y me obligó a pararlo todo, las clases que daba yo, pero también las que recibía. Se produjo un doble esguince de una manera prácticamente anodina, durante un calentamiento de aikido, cuando esa rodilla ya llevaba varias semanas haciéndome sufrir. Yo no podía «oír» que mi relación con la asociación y con su dinámica «familiar» estaba llegando a su fin. Esa tensión, añadida a las producidas en el medio familiar durante la construcción del dojo, me llevó hasta el esguince, teniendo al mismo tiempo un problema de descompensación de mi cadera derecha (vivencia de traición). Así, yo me había «obligado» a dejar esa asociación, esa representación materna. Tras ardua reflexión, acabé comprendiendo el mensaje. A pesar de la «gravedad médica», pude reanudar rápidamente mi práctica en otro sitio, y mi rodilla derecha se recuperó perfectamente y de nuevo me permite hacer aikido, aunque mi agenda actual no siempre va en ese sentido.

Si se trata de la rodilla izquierda, la tensión está en relación con la simbología Yang (paterna). Tomaré como ejemplo a una mujer joven, Françoise, que había venido a consultarme por razones globales de «malestar». Durante la conversación que tuvimos, salió que padecía de su rodilla izquierda. A mi pregunta de saber si estaba viviendo alguna tensión relacional con un hombre, tras quedárseme mirando como si yo fuera un brujo, reconoció estar atravesando con su pareja una fase difícil, en la que no aceptaba el comportamiento que él tenía para con ella. Le expliqué entonces la relación que podía existir entre su rodilla y sus tensiones relacionales con un hombre. Tras unos instantes de reflexión, exclamó: «¡Ahí va! Es verdad, porque hace unos años yo vivía con otro chico que me había planteado el mismo problema y también tuve fuertes dolores en la rodilla izquierda, que cesaron poco después de que nos separáramos». Por supuesto, le propuse que reflexionara sobre por qué estaba reviviendo la misma experiencia y por qué su cuerpo estaba tirando de la campanilla de alarma. Así pudimos centrar rápidamente lo de su «malestar».

El tobillo

Es la tercera y última articulación fundamental que proporciona la movilidad entre el pie y el resto de la pierna. El tobillo es la articulación de la pierna que le da a esta su sutileza de movilidad, especialmente cuando el pie está fijo, apoyado en el suelo, pero también en el movimiento. Gracias a ella podemos «hacer fuerza» sobre los apoyos que tenemos en el suelo (pies) para avanzar mejor y más rápido. Es el otro extremo de la pierna. La cadera representa la articulación básica de las estructuras y de los referentes inconscientes de la relación, mientras que el tobillo representa la articulación final y exteriorizada, es decir, los referentes y apoyos conscientes de nuestras relaciones con el mundo. Representa la articulación de nuestras posiciones, de nuestras creencias reconocidas y establecidas en relación con los demás y con nosotros mismos. Es la «barrera de nuestros criterios de vida» y, finalmente, simboliza la proyección de nuestra capacidad para «decidir», para emprender las decisiones y los cambios (de posición, de criterios) en nuestra vida y para implicarnos en las cosas. Es la «puerta de la Implicación» (*véase* el esquema de «Simbología de los miembros inferiores»), en el sentido de la decisión. Dependen de los tobillos la estabilidad y la movilidad de nuestros apoyos en el suelo (que simboliza la realidad), así como su flexibilidad y su suavidad. Debido a esto, los tobillos serán la proyección fiel de la estabilidad, de la rigidez o de la flexibilidad de nuestras posiciones y de nuestros criterios de vida.

Las afecciones de los tobillos

Los esguinces, los dolores y los traumatismos en los tobillos nos hablarán de nuestras dificultades de relación, en el sentido de que carecemos de estabilidad o de flexibilidad por lo que a ellas atañe. Significan que estamos atravesando una fase en la que nuestras posiciones, nuestros criterios de vida, la manera en la que nos «situamos» oficialmente en relación con el otro ya no son convenientes, ya no nos satisfacen, y tenemos dificultad para cambiarlas, para «movernos». Estas posiciones carecen de flexibilidad o de suavidad, de estabilidad o de «realismo». Entonces nos obligamos a parar, porque ya no podemos continuar, avanzar en esa dirección. La posición que tenemos o que sostenemos no es buena, y tenemos que cambiar de punto de apoyo, de criterio llamado «objetivo» de referencia, es decir, de creencia «externa», conscientemente admitida y reconocida. Las tensiones o los padecimientos en los tobillos pueden significar también que tenemos dificultad para decidir sobre algo, para tomar una decisión importante dentro de y para nuestra vida, seguramente porque esa decisión corre el riesgo de poner en tela de juicio una posición actual que nos parece satisfactoria.

Si la tensión se produce en el tobillo derecho, estará en relación con la dinámica Yin (materna). Pienso aquí particularmente en un cliente que se llama Peter. Había venido a consultarme por unos dolores en el tobillo derecho, en el talón de Aquiles derecho. Practicante asiduo de *jogging*, aquello le incomodaba enormemente e incluso a veces le impedía totalmente entregarse a su distensión preferida. Ahora bien, su esposa era una persona extremadamente ansiosa y nerviosa, y, a su pesar y sin malas intenciones, creaba fuertes tensiones emocionales dentro de toda la familia y especialmente con sus dos hijas. Peter tenía cada vez más dificultad para aceptar esa situación y ya no sabía qué hacer, qué posición adoptar con su mujer para que ella comprendiera y pudiera calmarse. Paralelamente, también estaba viviendo fuertes tensiones en su empresa. Se estaban realizando unas reestructuraciones y no sabía qué actitud adoptar respecto a unos cambios estructurales que se iban a implantar. Así pues, estaban implicados los dos ejes más importantes de la dinámica Yin –la mujer y la empresa–, de manera abierta, oficial y reconocida.

Si se trata del tobillo izquierdo, la tensión estará en relación con la simbología Yang (paterna). Eso fue lo que les pasó a Jacques o a Françoise, que se habían torcido el tobillo izquierdo, uno porque su superior jerárquico, de mucha edad, no conseguía «ceder el testigo» y él no sabía cómo decírselo, y la otra porque su hijo se drogaba, ella tenía mucha dificultad para reconocer aquella situación dada y no sabía qué actitud adoptar para con él ni para con el mundo exterior.

El pie

Se trata de nuestro punto de apoyo en el suelo, de la parte sobre la que todo nuestro cuerpo descansa (en los dos sentidos del término) para los desplazamientos y los movimientos. Es él el que nos permite «hacer fuerza» hacia adelante, y por consiguiente avanzar, pero también dejar fijos nuestros apoyos y, por consiguiente, atrincherarnos en nuestras posiciones. El pie representa, pues, el mundo de las posiciones, el extremo manifestado de nuestra relación con el mundo exterior. Simboliza nuestras actitudes, nuestras posiciones afirmadas y reconocidas, el papel oficial que interpretamos. ¿Acaso no se pone el pie en la puerta para bloquearla? Representa nuestros criterios de vida, incluso nuestros ideales. Se trata de la clave simbólica de nuestros apoyos «relacionales», lo cual explica la importancia del rito del lavado de los pies en todas las tradiciones. Esa acción purificaba nuestra relación con el mundo, incluso con lo divino. Es, finalmente, un símbolo de libertad, puesto que permite el movimiento. Por otro lado, no es casualidad si a las niñas en China se les vendaban los pies. So capa de un significado erótico y estético, eso permitía en realidad encerrar, encarcelar a la mujer en un modo relacional de dependencia frente al hombre, limitando su potencial de movilidad. Por otra parte, existe el mismo fenómeno en nuestras sociedades occidentales, en las que las mujeres «tenían que» llevar tacones de aguja para corresponder a cierto esquema. Será casualidad, pero se ha podido constatar que, a medida que ha ido avanzando la «liberación» de la mujer, iba disminuyendo la altura de los tacones de sus zapatos. Hoy día, cada vez más mujeres, sobre todo en las generaciones jóvenes, ya sólo llevan calzado plano.

Las afecciones del pie

Expresan las tensiones que sentimos en relación con nuestras posiciones frente al mundo. Significan que nuestras actitudes habituales, que las posiciones que adoptamos o que tenemos carecen de fiabilidad, de estabilidad o de seguridad. Por otro lado, ¿no decimos que «sabemos de qué pie cojea» alguien o que «sabemos dónde le aprieta el zapato» cuando conocemos sus inclinaciones o intenciones?

Cuando la tensión se manifiesta en el pie derecho, está en relación con el Yin (madre), y cuando se produce en el pie izquierdo está en relación con el Yang (padre). Pienso aquí particularmente en

Judith. A esta niña, con 9 años, me la trajo a consulta su madre, porque padecía una neuroalgodistrofia del tobillo y del pie izquierdo, y el cuerpo médico le había predicho que «acabaría» en una silla de ruedas. Esta afección ósea, particularmente profunda y reconocida como de origen «somático», es a veces tan dolorosa que puede llevar a algunas personas al suicidio. ¿Qué pasaba en el caso de Judith? Acababa de perder a su padre, fallecido de manera brutal. Ese padre, tan importante a pesar de todo, en los últimos tiempos de su vida estaba destruyendo su imagen a los ojos de Judith, porque estaba «buscando cómo arreglar» ciertos problemas ahogándolos en alcohol. Frente a esto, Judith empezó, quince días antes de la muerte de su padre, a sentir dolores en su tobillo izquierdo. Su padre acabó eligiendo «marcharse» totalmente y Judith se quedó sin saber ya dónde estaba ni en qué apoyarse. Ya no había padre en el que «descansar», ya no había representación de la fuerza, tanto más cuanto que su imagen había empezado a desmoronarse. Judith hizo eso mismo con su tobillo y su pie izquierdo, que empezaron a desmineralizarse. Hicimos un trabajo de desdramatización y, después, de reconstrucción de la memoria emocional, así como un trabajo importante de reequilibrado de sus energías. Ante la urgencia y la importancia de la manifestación, se la confié en paralelo a un amigo médico homeópata que le prescribió un tratamiento remineralizador de fondo. Al cabo de quince días, Judith había colgado las muletas y volvía al colegio, con gran sorpresa del médico que le hacía el seguimiento, ¡quien tuvo la «psicología» de acusarla de simulación, porque, si no, era imposible que pudiera andar de nuevo! Hicieron falta dos sesiones adicionales para detener la recidiva, que se estaba iniciando a resultas de semejante actitud «negativa» procedente, de nuevo, de una persona de la que se suponía que representaba «la autoridad» (simbología paterna).

Los dedos de los pies

Representan las terminaciones «sutiles» de esos puntos de apoyo. Son los «detalles», el «acabado» de estos, y por consiguiente son el acabado de nuestras posiciones, los detalles de nuestras creencias o los signos de puntuación de nuestras actitudes relacionales. Cada dedo del pie representa a su vez un detalle particular, un modo o una fase específica que descodificamos gracias al meridiano energético que se remata o se inicia en el dedo correspondiente. En tanto en cuanto elemento periférico y de acabado de la relación, permite fácilmente al individuo servirse de él como medio de *feed-back*, de retroacción. Gracias a cada uno de los dedos de los pies y a los puntos energéticos que están en su extremo, el individuo puede estimular o eliminar, de modo inconsciente pero eficaz, las eventuales tensiones que en ellos se encuentren. Por esto mismo, los dedos de los pies son a la vez, como los de las manos, lugares y medios privilegiados de múltiples actos pequeños cotidianos «fallidos» que nos parecen azarosos y sin significado. Pero, de hecho, nunca es casualidad si nos quemamos, aplastamos o torcemos tal o tal otro dedo del pie. Todas las veces se trata de un proceso «leve», pero nítido, de una búsqueda de expresión y/o de evacuación de una tensión relacional. Este proceso puede existir porque el punto energético que está en el extremo de cada uno de los dedos de los pies se llama el «punto fuente» o «punto de la Primavera». Es el punto del renacimiento potencial de la energía, gracias a la cual puede aparecer una nueva dinámica o mediante la cual puede «revitalizarse» la antigua y cambiar de polaridad.

Las afecciones de los dedos de los pies

Voy a presentar aquí simplemente el significado global de cada uno de los dedos de los pies y de los padecimientos que en ellos se expresarán. Para comprender más en detalle toda la dinámica que está detrás de esto, basta remitirse, dentro de este libro, a la parte que concierne al meridiano energético preciso que llega al dedo del pie correspondiente y al cual induce su dinámica general. Si la tensión se manifiesta en un dedo del pie derecho, está en relación con la simbología Yin (materna); en un dedo del pie izquierdo, con la simbología Yang (paterna).

El dedo gordo (el «pulgar» del pie)

Es el único dedo del pie en el que dan comienzo dos meridianos energéticos, el del Bazo-Páncreas y el del Hígado. Es el dedo base de nuestro apoyo relacional, de lo que somos. Por esta razón, durante la menopausia (pérdida de la fecundidad, es decir, del valor femenino) se desarrolla con frecuencia una deformación de este dedo que se llama *hallux valgus*. Llamada comúnmente «juanete», es una deformación a veces dolorosa, incluso incapacitante, del dedo gordo. Esta dolencia afecta principalmente a las mujeres (del 90 al 95 % de los casos), y más en particular pasados los 45-50 años.

En el plano mecánico, el *hallux valgus* se caracteriza por la deformación del dedo gordo –que «se gira» hacia el exterior– hacia el segundo dedo, sobre el que puede llegar a montarse a veces. Esta deformación de la articulación metatarsofalángica se asocia con frecuencia a una bursitis, una inflamación de la bolsa articular del dedo gordo. Las causas médicamente conocidas y reconocidas, fuera de las patologías particulares –como la poliartritis reumatoide–, no son muy precisas. Incluso se las considera como multifactoriales. Calzado estrecho, tacones demasiado altos, mantenerse permanentemente en pie, sobrecarga ponderal, y por supuesto herencia y genética.

Por su parte, la simbología psicoenergética que puede asociarse al *hallux valgus* sí es clara. ¿Qué nos «dice» el *hallux valgus*? Afecta principalmente a las mujeres, ya que más del 90 % de los casos son femeninos. Además, afecta a mujeres que han rebasado los 45 o 50 años. Finalmente, su articulación de predilección es el dedo gordo. Durante las crisis dolorosas, la bursitis traduce la inflamación articular.

¿Qué nos dicen todos estos elementos? Lo primero, se trata de una deformación de una estructura articular y ósea. El dedo gordo del pie es el punto de apoyo y de equilibrio dominante del pie. Permite el apoyo y el empuje hacia adelante cuando andamos. Además, en M.T.C., a la altura del extremo del dedo gordo del pie arrancan dos meridianos fundamentales que son el meridiano del Bazo-Páncreas y el meridiano del Hígado. La articulación afectada por el *ha-*

llux valgus es a su vez la sede de dos puntos de acupuntura importantísimos del meridiano del Bazo-Páncreas (2BP, 3BP) y de un punto no menos importante del meridiano del Hígado (2H). La inflamación de la articulación (bursitis) traduce la presencia de fuego, y finalmente el dedo gordo se gira hacia el exterior del pie. Así, comprime su lado externo, en el que se encuentra el punto n.º 1 del meridiano del Hígado y se monta sobre el segundo dedo, que lleva el meridiano del Estómago.

Todas estas informaciones nos permiten comprender la riqueza simbólica del *hallux valgus*. Esta deformación afecta al sistema óseo, es decir, a aquello que representa nuestras referencias profundas, inconscientes. Seguramente es que nos cuesta trabajo articularlas, ya que la afectada es una articulación. ¿Se «deforman», deben cambiar de forma? ¿Tenemos referencias, en relación con nuestra posición o nuestro posicionamiento de vida, que estén cambiando, modificándose, adoptando otra forma?

Los meridianos de acupuntura vienen aquí a iluminar la cuestión. En efecto, en M.T.C., la energía del Bazo-Páncreas es, en especial, la energía que gestiona todo el sistema hormonal y en particular los ciclos, la regla. Ahora bien, el *hallux valgus* afecta principalmente a las mujeres de más de 45 años. ¿Qué están viviendo ellas en esta fase de su vida? Su menopausia o, *como mínimo,* el hecho de no poder ya ser madres. Esta es una fase capital en la vida de una mujer, sea cual sea la forma en la que esa mujer la vive. Ya trajimos a colación este tema con la osteoporosis. Pero esta imagen, ese papel potencial, forma parte de los grandes arquetipos femeninos. Su pérdida puede, inconscientemente, vivirse más o menos bien. Si es el caso, a la mujer le puede costar trabajo posicionarse o reposicionarse (cambiar de forma) en relación con la manera en la que se percibe a sí misma, y en particular respecto al exterior, dirección hacia la que se deforma el dedo gordo del pie. El estado inflamatorio articular (bursitis) traduce la presencia de emociones negativas inconscientes, que encontramos también en el punto 2BP, que está situado justamente encima de la articulación y es precisamente el punto «Fuego» del meridiano del

Bazo-Páncreas. La simbología se completa, finalmente, con el hecho de que la rotación del dedo gordo ejerce presión sobre su lado externo y comprime el punto n.º 1 del meridiano del Hígado. Y es el punto de partida de ese meridiano el que responde a la pregunta simbólica «¿Quién soy?» El significado es cristalino. Si la situación se coge antes de la deformación grave de la articulación, y en particular en el momento en el que da comienzo el estado inflamatorio, serán particularmente eficaces el shiatsu y el trabajo de los puntos de acupuntura correspondientes, y ello tanto más cuanto que la mujer afectada oirá el mensaje y encontrará un medio, una manera de reposicionarse en su vida de mujer, aceptando sin condiciones su «cambio de estado».

Los traumatismos o las tensiones ejercidas sobre el dedo gordo del pie pueden, finalmente, significar asimismo que sentimos una tensión en nuestra relación y nuestro posicionamiento en el mundo, ya sea en el plano material (lado interno Yin) –como es el caso en la gota–, o en el plano afectivo, como es el caso en las micosis que aparecen bajo las uñas (lado externo Yang).

El segundo dedo (el «índice» del pie)
Es el dedo al que llega el meridiano del Estómago, es decir, el que gestiona nuestra relación con la materia, nuestra digestión de esa materia. Las ampollas, durezas, dolores o traumatismos en ese dedo del pie nos hablarán de nuestra dificultad para manejar ciertas situaciones materiales o profesionales.

El tercer dedo (el «corazón» del pie)
No hay meridiano orgánico en este dedo, pero sí está en relación «indirecta» con el Triple Recalentador. Es, pues, el dedo central del pie, el del equilibrio y la coherencia de nuestras actitudes relacionales. Las dolencias de este dedo significan, pues, que tenemos dificultad para equilibrar nuestras relaciones, y esto, en particular, en términos de futuro. A través de este dedo puede expresarse el miedo de ir más adelante y de manera acertada.

El cuarto dedo (el «anular» del pie)
Es el dedo al que llega el meridiano de la Vesícula Biliar. Representa los detalles de nuestras relaciones con el mundo, en el sentido de lo justo y de lo injusto, de la búsqueda de la perfección. Cuando tenemos tensiones, calambres o padecimientos en este dedo, significa que estamos viviendo una situación relacional difícil, en términos de justo o de injusto. Se trata de una relación que no nos satisface en cuanto a las condiciones y a la cualidad de esas condiciones.

El dedo pequeño (el «meñique» del pie)
El meñique del pie es el dedo en el que se remata el meridiano de la Vejiga. Este es el meridiano de la evacuación de los líquidos orgánicos y de las «viejas memorias». Cuando nos damos un golpe en este dedo, lo cual es extremadamente doloroso, es que estamos procurando eliminar viejas memorias o antiguos esquemas relacionales. Seguramente estamos intentando cambiar costumbres antiguas, modos de relación con el mundo y con el otro que ya no nos satisfacen. Mediante el traumatismo o el sufrimiento (cuerpo, herida, torcedura, etc.), estimulamos nuestras energías para facilitar esa evacuación de los modos antiguos, con el fin de poder sustituirlos por otros.

El muslo, el fémur
El muslo está situado entre la cadera y la rodilla. Anteriormente vimos más en detalle lo que representan estas dos articulaciones. Recordemos simplemente aquí que la cadera y la pelvis son la representación del inconsciente relacional. Representan la «puerta de lo No-Consciente», que yo califico como «Puerta de la Integración», el punto de emergencia, la resurgencia de nuestro No-Consciente en su trato relacional con el mundo y con los seres (entre ellos nosotros mismos). Por su parte, la rodilla es la «puerta, la barrera de la aceptación». El muslo, construido en torno al fémur, representa lo que está entre ambas y las conecta. Puede tratarse de la proyección de la fase de tránsito de las memorias, de los miedos o de los deseos, del

No-Consciente al Consciente. En ese caso, estamos en el proceso de Densificación (*véase* esquema de «Simbología de los miembros inferiores»), en el momento que precede a su aceptación consciente. Pero puede ser también el paso del Consciente a lo No-Consciente. En ese caso estamos en el proceso de liberación, en el momento que sigue a su aceptación consciente y precede a la no consciente.

Las afecciones del muslo y del fémur

Las memorias o las heridas inconscientes profundas de un individuo que suben a la superficie y que él se niega a aceptar se manifestarán mediante tensiones en el muslo (puntos dolorosos, calambres, puntos de ciática localizados, etc.), incluso en una fractura del fémur, cuando el recuerdo, la memoria que aparece en la superficie es demasiado fuerte o trastoca la estructura (huesos) de las creencias personales o de las opciones de vida que ha tomado la persona.

En el sentido inverso, puede tratarse de vivencias y experiencias que el individuo ha aceptado en su Consciente, en su mental, pero que no puede aceptar en el fondo de sí mismo, o todavía no está preparado para hacerlo. Este puede ser el caso de alguien que ha tenido que ceder en algo que consideraba importante para él (por ejemplo, ascenso social, trabajo, casa, país) y que ha comprendido y aceptado en su mental. No obstante, en lo más profundo de sí mismo no lo acepta. A pesar de todas las razones lógicas que le han permitido comprender las cosas, se niega a integrarlas. Si el dolor o el traumatismo están situados en el fémur, significa que la tensión está ligada a la estructura profunda, a las creencias y a los valores inconscientes de la persona. Si, por el contrario, están situados en el muslo, en los músculos, estamos en presencia de una manifestación menos «grave», por estar menos anclada en la estructura.

Si la tensión, el dolor o la fractura se encuentran en el muslo derecho, se tratará de algo relacionado con el Yin, la simbología materna, y todas sus representaciones. Pienso, por ejemplo, en el caso concreto de un amigo que, por razones económicas, no tenía más remedio que vender su casa. Él sabía que era necesario, incluso forzoso. Esta necesidad estaba clara en su cabeza, y él había aceptado mentalmente todas sus razones, en las que convenía de buena gana cuando hablábamos de ello. El único problema era que, desde hacía varios años, tenía alojada a su madre en una parte de esa casa, y le resultaba absolutamente inconcebible aceptar aunque sólo fuera la idea de decirle que él iba a tener que vender y ella que marcharse. Expulsaba su tensión mediante dolores repetidos y a veces violentos que se le desplazaban entre la nalga derecha, el muslo derecho y la rodilla derecha, según su estado psicológico y su grado de aceptación interior.

Si, en cambio, la tensión, el dolor o la fractura se producen en el muslo izquierdo, estarán en relación con el Yang, la simbología paterna y todas sus representaciones. Este fue el caso de Pascal. De niño, se fracturó el fémur izquierdo con 16 meses. Dado que las circunstancias de la época no estaban suficientemente claras en su memoria, es difícil determinar lo que hubo detrás de esa fractura, muy poco frecuente a esa edad. Perdió a su padre varios años después, en un accidente de tráfico. En ese momento, se negó a «ver» las cosas y tuvo un grave problema en el ojo izquierdo, que desapareció prácticamente de un día para otro, cuando los médicos decidieron operarle para «ver lo que había», porque las pruebas no mostraban ninguna patología o lesión. Su relación con toda la simbología paterna, a saber: la jerarquía, la autoridad y su propio posicionamiento en tanto en cuanto hombre, quedó inconscientemente afectada por esa desaparición. Unos años más tarde, cuando estaba viviendo una situación difícil de fracaso afectivo en su vida de hombre, se fracturaba de nuevo el fémur izquierdo, en un accidente de tráfico que tuvo él solo. Ese accidente «llevó» a su familia a descubrir la profundidad de su angustia, que él mismo no podía ni expresar, ni reconocer, ni admitir. La memoria emocional que emergía era demasiado fuerte para ser «reconocida», de ahí la fractura del fémur. Vivía al día y dejaba que su vida fuera derivando progresivamente, pareciendo obedecer a una programación interior suicida ya muy acendrada. Una vez que llegó al «final del camino», acabó aceptando ir a un centro de reposo con el fin de detener esa dinámica y poder intentar reconstruirse. Todo basculó en su vida aquel día. Conoció, en efecto, a aquella que iba a convertirse en su mujer y devolverle su imagen de hombre. Tenía 34 años y medio, exactamente la edad a la que desapareció su padre…

La pantorrilla, la tibia y el peroné
Están situados entre la rodilla y el tobillo. Hemos visto que la rodilla representa la puerta de la Aceptación. El tobillo, por su parte, es la puerta de la Decisión, es decir, el punto de tránsito al mundo de las posiciones y de lo real ya adquirido. Cuando tenemos una idea nueva que viene del fondo de nuestras memorias (No-Consciente) y la hemos aceptado (rodilla), tenemos que integrarla en nuestros conceptos conscientes de relación con el mundo, en nuestros criterios de vida o en nuestro ideal de vida. Si esa integración es difícil, tendremos tensiones, padecimientos, calambres en las pantorrillas o una fractura de la tibia y/o del peroné. Estamos en el lugar del cuerpo que precede al pie o le sigue, según el sentido de circulación de las energías que elijamos (Densificación o Liberación). Puede ser la fase de tránsito de las memorias, miedos, deseos o vivencias, del No-Consciente hacia el Consciente (sentido rodilla hacia pie). En ese caso, estamos en el proceso de Densificación, en el momento que sigue a la Aceptación consciente y precede a la Integración de aquellos en lo real (tobillo, pie). Pero también puede tratarse del tránsito del Consciente hacia el No-Consciente (sentido pie hacia rodilla). En ese caso, estamos en el proceso de Liberación, en el momento que precede a su Aceptación no consciente y que sigue a su Aceptación en lo real.

Las afecciones de la pantorrilla, de la tibia o del peroné
Nos hablarán de nuestra dificultad para aceptar los cambios que nuestra experiencia vivencial puede a veces imponer en nuestros criterios externos de vida. Nuestra dificultad para cambiar de opi-

nión o de posición sobre un punto de vista habitual de nuestra relación con el mundo puede manifestarse por un dolor en esa zona de la pierna, incluso llegar hasta la fractura. Se produce cuando la tensión es demasiado fuerte y nuestras posiciones están tan ancladas, tan plantadas en el suelo que no pueden admitir la torsión impuesta por el exterior. Entonces, quien «falla» es la tibia o el peroné, incluso ambos. Pero la simple «rigidez» de la pantorrilla significa ya que tenemos dificultades para «movernos», para darles al tobillo y al pie la posibilidad de desempeñar su papel de movilidad, de potencial de cambio de punto de apoyo en la vida. De esa dificultad es de la que nos hablan, por ejemplo, los puntos de ciática que se manifiestan en esa parte de la pierna. Por supuesto, no deja de tratarse en este caso de una ciática, con todo su significado de base, pero al que se añade además la sutileza de la expresión a través de la pantorrilla.

Si la tensión se manifiesta en la pantorrilla izquierda, está en relación con la dinámica Yang (padre). Pienso aquí en Clotilde. Esta persona, que seguía algunos de mis talleres de desarrollo personal, había venido a consultarme por un problema de ciática en la pierna izquierda, dolorosamente sentida en particular en su pantorrilla izquierda. Como ya había trabajado conmigo, le fue «fácil» llegar rápidamente a la «torsión» que no aceptaba en su vida y que buscaba modo de liberarse así. Su jefe de aquel momento, director de una PYME y auténtica caricatura paternalista, la estaba «obligando» a cambiar su manera de trabajar y constriñéndola a que formara a una persona para que la asistiera, cuando ella, por múltiples razones (y miedos) era vehementemente autónoma, incluso solitaria. La tensión se liberó en una sesión, pero de manera prácticamente inmediata se le trasladó hacia el muslo y la cadera, porque se percató de que, con aquello, su jefe estaba buscando el modo de traicionarla; quería, de hecho, sustituirla por la otra persona, que le parecía más fácil de «manejar». Tuvimos también que hacer un trabajo de liberación de esa cadera, tanto en el plano físico, por supuesto, como psicológico.

153

Si la tensión se manifiesta en la pantorrilla derecha, está en relación con la dinámica Yin (madre). Pienso aquí en el caso de Claudine, que ya me había consultado por otros problemas y que vino recientemente a verme por una tensión de tipo ciática en la pierna derecha, y en particular en un tramo situado más abajo de la rodilla. Le expliqué, mientras trabajaba sobre su cuerpo y sus energías, el potencial significado de ese dolor. De pronto se echó a llorar con blandura y me explicó que, efectivamente, estaba viviendo una situación difícil en su trabajo. Tenía que tomar una decisión importante para su carrera, con presiones no desdeñables de su empresa (madre). Esa decisión, no obstante, le resultaba muy difícil de aceptar y, por consiguiente, de tomar, porque a resultas de ella iba a tener que abandonar a alguien a quien «protegía» y que se exponía a «sufrir» mucho por su «partida».

Podemos imaginar y resumir todo lo que concierne a la parte «baja» de nuestro cuerpo, es decir, a nuestras piernas, en el esquema que sigue. Este nos permite visualizar de manera simple lo que en esa parte ocurre y cómo.

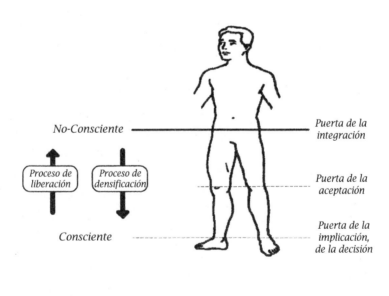

Simbología de los miembros inferiores

Cada vez que vivimos tensiones en esta parte inferior, son señal de que, en nuestro modo de vivir la relación con el otro (deseo, voluntad, imposibilidad, incapacidad, miedo, etc.) o con nosotros mismos, estamos viviendo una tensión equivalente, ligada a nuestra supuesta incapacidad, o bien a una incapacitación procedente del exterior. Estamos enfrente de una actitud, de un papel o de una posición en la que no podemos, no sabemos o no conseguimos *ser*.

Ahora vamos a pasar a la parte alta del cuerpo, que se compone de los brazos y los hombros, pero también la nuca.

Los miembros superiores

Conectados con el busto a la altura de los hombros, nos permiten tocar, asir, agarrar. Nos sirven también para rechazar, rodear, abrazar, ahogar o encarcelar. Nos permiten finalmente actuar; son los vectores de la acción. Quien dice acción, dice dominio, potencia y poder. Los brazos, por esto mismo, son lo que nos da la posibilidad de actuar sobre los demás o sobre las cosas, incluso la de juzgarlos (brazo secular) o la de zanjar, es decir, por extensión, elegir. Pode-

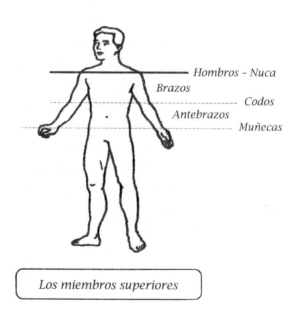

Los miembros superiores

155

mos, finalmente, gracias a ellos, proteger, defender y defendernos. En tanto que vectores de la acción y de la elección, son ellos los que permiten pasar de lo conceptual a lo real, al ***hacer***. Por intermediación de ellos, ***el ser*** puede expresarse mediante el ***hacer***; lo conceptual puede pasar a lo real, el Yang puede manifestarse en el Yin. Al igual que las piernas, los brazos constan de dos partes, el brazo (bíceps y húmero) y el antebrazo (radio y cúbito), separadas por tres articulaciones principales: el hombro, el codo y la muñeca. Se rematan, finalmente, en una pieza maestra, la mano.

Las afecciones de los miembros superiores

Los dolores, las heridas o las tensiones que tenemos en los brazos son señal de que estamos viviendo tensiones en nuestra voluntad de acción sobre el mundo exterior o interior. Nos hablan de nuestra dificultad para actuar sobre algo o alguien, para hacer o para elegir algo. Un deseo de actuar, de dominar o de controlar que no pueda realizarse se expresará en esas tensiones, que, como en el caso de las piernas, pueden llegar hasta la quiebra, la fractura. Estas dolencias de los brazos pueden significar también que tenemos dificultades para hacer que –por supuesto, después de haberlos elegido– pasen a lo real ideas, proyectos o conceptos en los que tenemos mucho empeño. Según el punto preciso del brazo, del hombro, del antebrazo, de la muñeca, etc., en el que se manifieste la tensión, tendremos una información más detallada sobre aquello que, según nosotros, nos «impide» actuar. Nuestros brazos pueden, finalmente, «hablarnos» de nuestra relación con el poder y con la posesión, y, por consiguiente, de nuestra capacidad para «soltar» las cosas o no.

Al igual que hicimos con las piernas, vamos a estudiar primero los ejes articulares y después el brazo, el antebrazo y la mano, dejando un sitio un poco particular a la nuca.

El hombro

Es, para el brazo, el equivalente de la cadera para la pierna. Es la articulación básica, el punto de anclaje, el eje primario del brazo.

156

Representa los ejes conceptuales profundos de nuestra capacidad y de nuestra voluntad de acción y de dominio. Nuestros hombros llevan la trama inconsciente de nuestra relación con esa acción y con esa voluntad de dominio sobre el mundo. Pertenecen a la simbología del hombre la capacidad de actuar, la «voluntad voluntaria», los prejuicios y las intenciones. Todo lo que toca a nuestros deseos profundos de acción sobre algo o alguien tendrá, pues, una relación directa con él. Al igual que la cadera, el hombro es la puerta de la Integración, la puerta del No-Consciente (*véase* esquema de «Simbología de los miembros superiores»), pero aquí es en la relación con la acción, mientras que en la cadera se trata de la relación con la relación. En este nivel es en el que emergen, afloran, los deseos y las voluntades de actuar, para expresarse en lo real.

Esta imagen de «puerta» tiene aquí su gracia, porque el hueso que conecta la punta del hombro con el pecho (esternón) se llama la clavícula, del latín *clavicula*, «llavecita». Ahora bien, el punto de enganche de la clavícula con el esternón está situado justo bajo el chakra de la garganta, que es el de la expresión de uno mismo. Esta observación adquiere aún más interés cuando reflexionamos sobre el hecho de que el único medio de expresión del hombre en su encarnación es, precisamente, el *hacer,* la acción, cuya puerta son los hombros.

Las afecciones del hombro

Las tensiones que sentimos en los hombros (punta del hombro, trapecios, clavículas, omóplatos, etc.) nos hablarán de nuestra dificultad para actuar. Significan que nos tropezamos con –o sentimos– frenos para nuestros deseos de acción, especialmente en términos de medios. Es decir, que nos sentimos «impedidos», no por falta de capacidad, sino por falta de asistencia o por oposición, ambas externas. Pensamos que el mundo exterior (o nuestra propia censura) nos impide, no nos permite, no nos da los medios o bien no nos autoriza para actuar. Así pues, las energías no pueden pasar hacia los brazos y se bloquean en nuestros hombros. No serán los «cerebrales», que funcionan más en el pensamiento que en la acción, los que me contradigan, porque en su mayoría tienen muy doloridos los trapecios.

Si se trata del hombro izquierdo, la tensión está en relación con la simbología Yang (paterna), y si se trata del hombro derecho, está en relación con la dinámica Yin (materna). Pienso aquí particularmente en Andrée, que había venido a consultarme por unos problemas de dolores muy intensos en el hombro derecho. Era el caso que estaba atravesando un período muy difícil debido a su hija. Esta, bastante despreocupada –diremos–, había montado un salón de gimnasia y de danza para el cual había pedido ayuda y aval económico a su madre. Desgraciadamente, la despreocupación y la crisis económica pronto llevaron al salón a conocer serias dificultades. Andrée, que quería recuperar o, por lo menos, proteger sus fondos, deseaba desde hacía varios meses que su hija cortara esa actividad. Pero, al no ser ella la gerente, legalmente no podía hacer nada. Tampoco llegaba a «actuar» sobre su hija, es decir, a obligarla a cesar sus actividades. De modo que se sentía «bloqueada» y no podía emprender nada, porque el mundo exterior (legislación, contratos, su hija) se lo impedía, no le permitía hacerlo. Empresa, leyes, contratos e hija (dinámica Yin) más imposibilidad, impedimento para actuar (hombro), todo se había reunido, en efecto, para que el hombro derecho se bloqueara e hiciera sufrir a Andrée, expresándole así «claramente» el mensaje y permitiéndole, al mismo tiempo, expulsar la tensión en forma de dolor.

Me apetece conceder aquí una atención particular a una manifestación dolorosa e incapacitante, muy representativa también de la simbología asociable con las dolencias de los hombros, porque en nuestros días la encontramos con mucha frecuencia, a saber: la **capsulitis retráctil**. La capsulitis retráctil, a la que también se llama «hombro congelado», es una inflamación dolorosa del hombro, y más en particular de la articulación «brazo/hombro». Esta inflamación va acompañada de una retracción de la cápsula articular, de ahí su nombre.

Esta dolencia es muy invalidante y perjudica seriamente los movimientos del brazo, y en particular el levantar ese brazo hacia arriba y adelante o hacia el lado. Al principio de la capsulitis, lo invalidante es el dolor. Después, cuando disminuye el dolor, lo que impide la amplitud completa del movimiento es la retracción de la articulación. El conjunto de la articulación se rigidiza, y se dice del hombro que está «congelado».

Cuando se trata la capsulitis de manera clásica (analgésicos, antiinflamatorios y luego rehabilitación), los resultados son tanto más interesantes cuanto más pronto se inicia el tratamiento. Las técnicas de shiatsu y de reflexología dan asimismo excelentes resultados, y tanto más si van asociadas con la evocación del sentido y de la vivencia de la persona.

Porque la mayoría de las veces las causas de la capsulitis retráctil se conocen poco. Puede ser que esta se dispare después de un golpe o de un traumatismo, físico u operatorio. En esto tiene claros vínculos de semejanza con la algodistrofia. Pero lo interesante es que a veces, asimismo, es consecuencia de ciertos tratamientos medicamentosos, ligados a patologías como la diabetes, la epilepsia y los infartos, o a patologías «depresivas» (ansiolíticos, antidepresivos, etc.).

Y seguramente ahí será donde encontremos pistas de reflexión. ¿Cuáles son las claves de la capsulitis? Afecta al hombro, es decir, a una articulación. Es dolorosa. Bloquea e impide el movimiento. La persona ya no puede utilizar completamente el brazo. El dolor puede existir incluso en reposo, incluso llegar hasta a perturbar el sueño (es decir el reposo…).

Los elementos simbólicos son claros. Tomemos para empezar la articulación afectada. Es el hombro, o sea, la articulación mediante la cual el brazo (que permite actuar) se conecta con el busto (el inconsciente). El hombro es, como acabamos de recordar anteriormente, la articulación cuyas tensiones simbolizan las coerciones o impedimentos para actuar, procedentes del mundo exterior, de los demás o de la ausencia de medios disponibles. La idea es cristalina. La persona afectada se siente bloqueada, forzada. Le cuesta trabajo articular las cosas. Y esto le es doloroso porque no puede hacer nada, o al menos así lo piensa. Esto la contraría profundamente, hasta el punto de que a veces por causa de esto pierde el reposo. La inflamación traduce la presencia de una fuerte emoción (decepción, arrepentimiento, traición, abandono, amargura) y la retracción de la cápsula articular marca la vivencia de restricción de los anhelos, de los deseos o de los proyectos, y esto debido a los demás. El riesgo es, entonces, retraerse uno, encerrarse, como le pasa a la articulación. Cuando lo que hay que hacer es mantenerse en movimiento, en movilidad; sin fuerza, sino aceptando tropezarse con los límites que impone el dolor. Esto es un verdadero trabajo y la rehabilitación puede ser larga. Pero lo que está al final de ese camino es la reconquista de la propia libertad de ser, de actuar.

Pienso en el caso de un amigo al que se le había declarado una capsulitis, hace ya bastantes años. ¿Qué ocurría en su vida? No había sufrido ningún golpe físico, ni operación, y no estaba sometido a ningún tratamiento medicamentoso particular. No me hizo falta buscar mucho para comprender lo que estaba en juego. Este amigo, deportista eminente desde siempre, tenía un hijo que se había revelado como un excelente tenista en formación. Sus resultados eran de altísimo nivel, y aquel amigo seguía a su hijo por todas partes, a todas las pistas en las que se celebraban competiciones importantes. Ponía grandes esperanzas en él y se había convertido en su «entrenador». El trabajo cundía y los resultados seguían esa tónica, hasta el punto de que aquel niño de 13 años fue seleccionado para integrarse entre las altas figuras del tenis francés. Lo admitieron en la federación, siguió cursos de formación en Roland-Garros (sanctasanctórum), etc. Y se perfilaba la continuación lógica de aquello, a saber: un programa intensivo «deporte-estudios». Para este amigo aquello era la culminación, y pensaba en un futuro para su hijo. Sólo que un programa »deporte-estudios» es trabajo, trabajo y trabajo. Era un instituto a 300 km de la casa familiar, de los colegas y del mundo conocido. Para un chaval de 13 años, una parte de cuya ambición deportiva era más paterna que suya, aquello era demasiado. Él, lo que quería, lo que realmente le apetecía, era divertirse, compartir con los compañeros, y así era como vivía el tenis.

Mi amigo, aunque proyectaba muchas cosas en el tenis de su hijo, tenía empeño también en que a este le apeteciera implicarse al nivel necesario. Cuando su hijo le confesó que no quería seguir el proyecto «deporte-estudios», él respetó aquella elección, pero se le derrumbó todo. Más allá de la desilusión y de la añoranza de una formación que seguramente resultaría fallida para su hijo, aquel amigo se sintió impedido de realizar algo importante. Se sintió forzado, por aceptar la elección de su hijo, a abandonar una esperanza que a él lo colmaba en todo momento.

En los días que siguieron a la decisión y por el hecho de tener que escribir a todas las instituciones federales y oficiales el rechazo del programa «deporte-estudios», mi amigo empezó a sentir un fuerte dolor en el hombro izquierdo (masculino, autoridad, hijo). Se acababa de declarar la capsulitis. Se hizo todo un trabajo de reeducación y de aceptación del sentido y del vínculo para permitirle recuperar la amplitud de su articulación.

El codo

Segunda articulación conectada al hombro por el brazo, el codo representa el equivalente de la rodilla. Se trata también de la articulación que se dobla, que falla, que cede. Le da al brazo la posibilidad de una movilidad multidireccional alargando el espectro de esta hacia todos los ejes de la horizontalidad y de la verticalidad, salvo hacia atrás, al contrario que la rodilla. En esta articulación será donde se sienta la dificultad de soltar frente a una voluntad de acción demasiado rígida. El codo representa la puerta de la Aceptación (*véase* esquema «Simbología de los miembros superiores») en relación a la acción. Se trata también de la articulación que hace la báscula entre el Consciente y el No-Consciente, ya sea en el sentido de la Densificación (del No-Consciente hacia el Consciente) o en el sentido de la Liberación (del Consciente hacia el No-Consciente). En este nivel es en el que se realizan las básculas de nuestros sentires, emociones o ideas de acción, con la condición de su Aceptación.

Las afecciones del codo

Cuando nos duele un codo, significa que tenemos dificultad para aceptar una vivencia, una situación. Al estar en el brazo, esa tensión está necesariamente en relación con la acción, con el *hacer*. Así que ocurre algo, o alguien hace algo que nosotros rechazamos, que nosotros tenemos dificultad para admitir o que solamente aceptamos por coerción o por fuerza. Puede ser también algo que tenemos que efectuar, a nuestro pesar, o que habríamos preferido hacer de otro modo o no tener que hacer. Las tensiones en el codo nos dicen también que la manera de actuar, la nuestra o la de los demás, no nos conviene, que perturba nuestras costumbres de acción, nuestras creencias o nuestras certezas en relación con ellas.

Si el dolor o el traumatismo se manifiestan en el lado derecho, están en relación con la simbología Yin (materna), y si se dan en el codo izquierdo, con la simbología Yang (paterna). El ejemplo que me viene aquí a la mente es el de Hervé, que había venido a consultarme por problemas de dolores en los hombros y en los bíceps. Resultó que prácticamente todo el lado izquierdo de su cuerpo estaba dolorido, tenso. Se operó de las glándulas salivares poco después de su llegada a Francia, y, desde aquel período, que data de hace más de veinte años, tenía tendencia siempre a darse golpes o a herirse en el lado izquierdo. En el momento de su visita, padecía particularmente de los hombros, y luego, me dijo, «ahora ha bajado» a los dos codos, con una ligera dominante a la izquierda. Era el caso que la vida de Hervé había basculado en el momento de los acontecimientos de la independencia de Argelia. En esa época, a su padre se lo habían llevado y había desaparecido misteriosamente. A partir de aquel momento, nunca volvió a tener noticias de él y no pudo hacer otra cosa que suponer su muerte. Unos meses más tarde, empezaron a esclerosarse sus glándulas salivares izquierdas. A pesar de numerosos tratamientos, llegó al punto en el que hubo que operarlo. La operación «salió» perfectamente. Lo único, él no se había «tragado» lo que había ocurrido, y el lado izquierdo de su cuerpo seguía tirando del timbre de alarma e intentando comunicarle su sufrimiento. Pero el hombre tiene que ser fuerte, así que él no lo expresa. El caso es que Hervé seguía sin aceptar lo que había ocurrido, lo que otros habían hecho, y seguía teniendo fragilidad debido a ello. Resulta que a día de hoy está confrontado a problemas y coerciones de acción en su entorno profesional y tiene dificultades para aceptarlos. Sus hombros, sus bíceps y luego sus codos se han manifestado de forma muy dolorosa, indicándole así su sentir de bloqueo en relación con la acción, con una dominante del lado izquierdo que le muestra que su herida «paterna» seguramente no está cicatrizada.

La muñeca

Es la articulación de la movilidad completa. Está ligada al codo por el antebrazo y le permite a la mano, vector final de la acción, moverse en todos los ejes del espacio. A su altura se conecta la mano al brazo, dándole toda su movilidad potencial. Es ella la que establece la conexión entre aquello que transmite la acción (brazo) y aquello que la realiza (mano). Representa la puerta de la Elección, la puerta de la Implicación (*véase* esquema «Simbología de los miembros superiores»), lo mismo que el tobillo, pero esta vez en el mundo de la acción. En la ejecución de una acción, el brazo es el vector primario de transmisión, mientras que la mano es el vector final de realización. La muñeca permite la conexión entre ambos, dándole a la mano una movilidad total, una flexibilidad y una precisión direccional que de otro modo no podría tener. Es ella, pues, la que permite la movilidad, la flexibilidad, la «contundencia» de nuestras acciones y de nuestras opiniones, y es también la proyección de esas mismas cualidades en relación con nuestra voluntad y nuestra búsqueda de poder sobre las cosas y los seres. Es la articulación consciente de nuestros referentes en la acción y en el dominio, de la expresión manifestada de nuestra voluntad, mientras que el hombro representa la articulación inconsciente de esos mismos referentes.

Las afecciones de la muñeca

Los esguinces, los dolores o los traumatismos de las muñecas nos hablan de nuestras tensiones, de nuestra falta de flexibilidad o de seguridad en nuestros actos o deseos de actuar, o en nuestras opiniones. Significan que nuestra relación con la acción, que lo que hacemos, carece de seguridad, de solidez. En esos casos, endurecemos nuestras muñecas con el fin de hacerlas más «sólidas». Las tensiones nos hablan también de nuestra rigidez en la acción, es decir, de nuestra búsqueda de poder sobre el mundo exterior (los objetos, la materia o los seres) y sobre nosotros mismos. Cuando nos impedimos *hacer*, cuando no nos damos la posibilidad de *hacer*, nuestras muñecas (y nuestras manos) se tensarán y sufrirán. Por ellas se encadena a los prisioneros a los que se quiere impedir actuar (mientras que es por los pies cuando se quiere impedir que huyan). Pero, de la misma manera, cuando queremos hacer demasiado, cuando somos voluntaristas o excesivamente directivos y la acción se realiza solamente por voluntad y por la fuerza, nuestras muñecas manifestarán su oposición y calmarán esa voluntad excesiva y ese empleo de la fuerza volviéndose dolorosas. ¡Así, nuestro Maestro Interior nos obliga a calmarnos!

Si el dolor, el traumatismo o la tensión se manifiestan en la muñeca derecha, están en relación con el Yin (simbología materna), y en la muñeca izquierda con el Yang (simbología paterna). Eso fue lo que me ocurrió a mí hace varios años, cuando llevaba tres practicando el aikido. Yo era de carácter muy voluntarista y tenía una acendrada tendencia en mi práctica a querer pasar por la fuerza, a reproducir en lo físico el tipo de relación mental que tenía con la vida. Y estaba claro que la práctica regular y asidua que tenía del aikido me daba e iba a darme progresivamente cada vez más potencia personal sobre el mundo exterior. Se perfilaba en el horizonte el riesgo de que esa potencia asociada a mi tipo de voluntad produjera un cóctel tanto más peligroso cuanto que no era intencionado: el de una potencia no dominada. Mi Maestro Interior debía de estar atento, porque durante un curso de aikido en el Aveyron, mis muñecas se fueron volviendo de día en día cada vez más dolorosas, hasta el punto de que ya no podía sujetar o «atenazar» al compañero en los ejercicios. Me quedé sin opción y tuve que «soltar», o más bien aflojar mi modo de hacer presa, mi manera de sujetar el mundo, y en este caso concreto a mis compañeros. No comprendí el mensaje inmediatamente y quedé muy pesaroso por aquella injusta incapacidad contra la que me rebelaba. Durante dos años me tuve que vendar las muñecas antes de las clases y, en mi práctica profesional, tuve que trabajar contando con el dolor. Él me obligó, por la fuerza, a cambiar de actitud y de manera de trabajar. Al cabo de ese tiempo, un día comprendí hasta qué punto mi relación con el mundo había sido mentalizada y voluntarista. A partir de aquel día, nunca más volvieron a dolerme las muñecas, aunque trabajan toda la jornada y a veces incluso de manera intensiva (formaciones, talleres, consultas, sesiones de shiatsu, etc.).

La mano

Al igual que el pie para la pierna, la mano es la pieza «maestra» del brazo. Es, en efecto, el extremo de ese brazo, extremo en el que reposa toda la acción cuya realización final no sería posible sin ella. Representa el estadio final por el que se realizan los actos, así como su acabado y su finura. La palabra «mano», por otro lado, tiene el mismo origen que las palabras «manifestación, manifestado». La mano representa hasta tal punto el paso de lo conceptual a lo real, de la idea a la realidad, que también sirve para «hablar», para comunicar. Esto no es cierto solamente para los mudos, sino también en numerosas culturas. La gestualidad de las manos, por otro lado, muchas veces es más poderosa y contundente que las palabras. Numerosos estudios han podido demostrar su importancia en lo que se llama la comunicación no verbal. Este tipo de comunicación es el primero que conocemos y experimentamos en nuestra vida. En efecto, la relación entre la madre y el niño, las interacciones y los signos de reconocimiento y de afecto, se realizan mediante el tacto y con la mano. Ella es, pues, un vector de transmisión y de comunicación. Permite dar y recibir. Puede también tocar y sentir, e incluso llegar hasta a sustituir al ojo. Es asimismo un vector de percepción. A través de las manos percibimos o transmitimos las energías. La imposición de manos es religiosa, terapéutica, produce sosiego. La palma y cada uno de los dedos son los emisores y los sensores de nuestras energías. Por otro lado, en cada uno de los dedos empieza o acaba un meridiano de acupuntura. Este determina, por el tipo de energía que vehicula, el papel del dedo al que está unido. Lo veremos más adelante dedo por dedo.

Pero, en tanto que soporte final de la acción, la mano es también el vector del poder y un símbolo de potencia. En numerosas culturas, representa el poder regio e incluso divino (estar en las manos de Dios). La mano permite, en efecto, asir, sostener, apretar, aprisionar o aplastar. La forma de estrechar la mano es, por otro lado, muy significativa de la manera en la que se plantean las personas la relación con aquel a quien saludan. Las personas que abandonan su voluntad de poder en el otro se estrechan la mano. Volvemos a encontrar, pues, en la mano, la mayoría de los papeles, simbólicos o no, que corresponden al brazo. La diferencia reside en el hecho de que la mano actúa en el estadio final, mientras que el brazo transmite. Podemos comparar simbólicamente el brazo entero a una flecha. La mano es la punta, mientras que el brazo es el asta. El movimiento de la flecha se transmite por el asta (el brazo), pero es la punta (la mano) la que garantiza que se clave en la diana.

Las afecciones de la mano

Nos hablarán de nuestra relación con la acción manifestada en el mundo exterior. Tensiones, dolores y padecimientos de las manos significan que nuestra relación con ese mundo exterior es una relación de dominio, de poder, de posesión o de avidez. Queremos sostener demasiado, apretar, dominar las cosas o a los individuos, ya sea por voluntad de dominio o por miedo. La mano que se cierra es la que retiene, la que tiene miedo de que se le escapen las cosas o la que se defiende o ataca y quiere golpear (puño cerrado).

No obstante, tal como a veces les explico a algunos de mis pacientes, la vida y todo lo que en ella ocurre puede simbolizarse con un puñado de arena. Si queremos retenerla y conservarla, hemos de mantener la mano abierta, porque si la cerramos para apretar esa arena, para sostenerla o conservarla, se escapa por todos sus intersticios. La mano pacífica o que acoge está siempre abierta, mientras que la mano que lucha, que grita venganza o que amenaza, está siempre cerrada. Manos y muñecas están muy ligadas, y sus padecimientos muchas veces conjuntos son significativos de una dificultad capital para soltar el agarre sobre el mundo, sobre la voluntad, el dominio, la posesión o el poder que tenemos sobre ese mundo.

Pienso aquí particularmente en el caso de Dominique. Esta mujer de unos cuarenta años está aquejada de una forma particular de reúma que se llama poliartritis reumatoide. Generosa y apasionada, tiene una relación con el mundo que es una relación de poder inconsciente muy desarrollada. En lucha permanente con la vida y con las personas, rige y dirige sin darse cuenta todo lo que existe a su alrededor. Su generosidad natural le facilita y propicia que los que la rodean se avengan, cada uno a su manera, a esa actitud de su carácter. Ha elegido para sí un marido conveniente, fuerte en lo exterior y en lo muscular, pero frágil en la relación con la acción y la voluntad. De modo que a ella «no le queda más remedio» que actuar, que hacer, que dirigir y que ser voluntariosa por él, ya que —piensa ella— «él no es capaz». En el fondo de sí misma, no obstante, no vive bien esta relación con el poder, y eso la lleva a provocarse ese particular tipo de reúma en las dos muñecas y después en las dos manos. Digo que este reúma es particular porque inicialmente es evolutivo; no sabemos detenerlo (*sobre él no podemos tener poder*). Lo es también porque es una afección llamada «autoinmune», es decir, una afección en la que el organismo se destruye a sí mismo, porque ya no reconoce algunas de sus propias células, a las que percibe como células «enemigas»… ¿Por qué cree el organismo de Dominique que las células de sus muñecas y de sus manos son enemigas? ¿Será que su uso pervertido hacia el poder las ha convertido en partes del cuerpo que se han tornado perjudiciales, en el sentido de que le permiten a esa mujer unos comportamientos también nocivos para su vida, su estabilidad, su felicidad y la realización de su Camino de Vida? ¿Será dañino este uso para la realización de su Leyenda Personal? Ella tiene, creo yo, todos los elementos para reflexionar sobre esto, y preferiblemente aprisa, porque otras partes de su cuerpo están empezando a verse seriamente afectadas, mientras que sus muñecas y sus manos ya han sufrido numerosas operaciones.

Los dedos

Representan las terminaciones «sutiles» de las manos. Son los «detalles» de estas, y por consiguiente el remate de nuestros actos, los detalles de nuestras acciones o de nuestras maneras de actuar. Cada uno representa a su vez un detalle particular, un modo o una fase específica que descodificamos gracias al meridiano energético que termina o que empieza en el dedo que sea. En tanto en cuanto elemento periférico y de acabado de la acción, permite fácilmente al individuo servirse de él como medio de *feed-back,* de retroacción. Gracias a cada uno de los dedos y a los puntos energéticos que están en su extremo, podemos estimular o expulsar inconsciente pero eficazmente las eventuales tensiones que en ellos se encuentren. Por esto mismo, los dedos son a la vez los lugares y los medios privilegiados de múltiples y pequeños actos «fallidos» cotidianos que nos parecen azarosos y sin significado. Pero de hecho nunca nos cortamos, pillamos, aplastamos o retorcemos por casualidad tal o cual dedo de la mano. Todas las veces se trata de un proceso «leve», pero nítido, de una búsqueda de expresión y/o de evacuación de una tensión. Este proceso puede funcionar porque el punto energético que está en el extremo de cada uno de los dedos es aquí también un »punto fuente» o «punto de la Primavera». Es el punto del renacimiento potencial de la energía, gracias a la cual puede aparecer una nueva dinámica, o mediante la cual puede «revitalizarse» y cambiar de polaridad la antigua.

Las afecciones de los dedos

Voy a presentar aquí simplemente el significado global de cada uno de los dedos y de los padecimientos que en ellos se expresarán. Para comprender más en detalle toda la dinámica que se sitúa tras ellos, basta con remitirse dentro de este trabajo a la parte que se refiere al meridiano energético concreto que llega al dedo afectado y que recibe la implicación de su dinámica general. Si la tensión se manifiesta en un dedo de la mano derecha, está en relación con la simbología Yin (materna), y si se manifiesta en un dedo de la mano izquierda, con la simbología Yang (paterna).

El pulgar

El pulgar es el dedo en el que se remata el meridiano del Pulmón. Es el dedo de la protección, de la defensa y de la reactividad en relación con el mundo exterior. Los niños, por otro lado, lo saben muy bien cuando se ponen a chuparse el pulgar en cuanto necesitan «tranquilizarse». El hecho de que, en nuestros días, cada vez más niños ya no se chupen el pulgar sino, con frecuencia, el corazón y el anular, es muy significativo de la falta de referentes y de la necesidad profunda de seguridad que tienen. El pulgar representa la seguridad exterior, la protección de defensa, mientras que el corazón y el anular representan la búsqueda de seguridad, no mediante la defensa, sino mediante la unidad. Esta necesidad de unidad, interna y externa (uno mismo y la familia), está asociada a una búsqueda de poder, de acción sobre el mundo exterior.

El pulgar puede ser también, en un segundo momento, el dedo que representa la tristeza o la derrota. En todos los casos, los traumatismos (heridas, cortes, torceduras, quemaduras, etc.) o las patologías del pulgar (reúmas, artrosis, etc.) están en relación con esas nociones de necesidad de protección, de defensa en relación con una agresión del mundo, imaginaria o real, o bien con una vivencia de derrota o de tristeza.

El índice

Es el dedo en el que da comienzo el meridiano del Intestino Grueso, el dedo de la protección, pero en el sentido de la evacuación de las cosas, incluso de su expulsión hacia el exterior. Eso le lleva a ser el dedo de la petición, de la autoridad, de la acusación, incluso de la amenaza. Ordena, dirige e indica la dirección que amenaza. Las tensiones y los padecimientos que en él se manifiestan están en relación con una necesidad de evacuar algo, en el sentido de no conservarlo dentro de uno. Ese algo se siente como «no aceptable», como algo que debe eliminarse, llegando eventualmente hasta el sentido más amplio de la palabra «eliminar» (amenaza). Se trata pues, la mayoría de las veces, de expulsar simplemente una vivencia que no nos ha convenido. Las dolencias del índice pueden, no obstante, expresar también una tendencia excesiva a la voluntad directiva o al autoritarismo, que necesita ser eliminada debido a su propio exceso.

El corazón

Es el dedo en el que se termina el meridiano Maestro del Corazón. Es el dedo de la estructuración interior, del gobierno interior de las cosas, y también el de la sexualidad («poder» sobre los demás que aporta placer). Representa, pues, la satisfacción de lo vivido y de la capacidad de acción que tenemos sobre el mundo. Las tensiones que se manifiestan en él nos hablan, pues, de la insatisfacción que tenemos respecto a la manera en la que transcurren las cosas o en que las manejamos nosotros en nuestra vida.

El anular

Es el dedo en el que comienza el meridiano del Triple Calentador. Es el dedo de la unión de las cosas, de su cohesión y de su asimilación en nosotros. Lleva el anillo del matrimonio o de la unión, sea la que sea su forma. Sus traumatismos o sus patologías nos hablan de nuestra dificultad para «unir», para unificar las cosas dentro de nosotros o a nuestro alrededor. Nos dicen cuánta dificultad podemos tener para crear una coherencia entre todas las partes de nosotros mismos y de nuestra vida, con el fin de darle un sentido.

El meñique

Es el único dedo en el que conviven dos meridianos. Son el del Corazón (que termina en él) y el del Intestino Delgado (que da comienzo en él). Es el dedo de la sutileza, de lo elaborado, pero también el de lo emocional y de lo superficial, de la apariencia, incluso de la pretensión. Por otro lado es ese dedo meñique el que levantamos cuando deseamos, por ejemplo, beber el té de manera mundana y dar elegancia al gesto. Las tensiones sentidas en este dedo manifiestan una necesidad de exteriorizar, ya sea una tensión de orden emocional, ya sea una tendencia a la superficialidad o a la subjetividad. Estas significan que estamos demasiado metidos en el papel que interpretamos o en el aparentar, e insuficientemente en lo natural, en el ser.

El brazo (bíceps y húmero)

Está situado entre el hombro y el codo. Hemos visto anteriormente más en detalle lo que representan estas dos articulaciones. Recordemos simplemente que el hombro y el omóplato son la representación de la relación no consciente con la acción. Representan el tránsito que se inicia tras la puerta del No-Consciente, que yo califico como puerta de la Integración, el punto de afloramiento, la resurgencia de nuestro No-Consciente en su relación con la acción sobre el mundo y los seres (entre ellos nosotros mismos). El codo es, por su parte, la puerta, la barrera de la Aceptación. El brazo, construido en torno al húmero, se encuentra entre ambos y los conecta. Representa, pues, la proyección de la fase de tránsito de las voluntades –o de los deseos de acción– del No-Consciente hacia el Consciente. Estamos, aquí, en el proceso de Densificación, en el momento que precede a la Aceptación consciente. Pero puede tratarse también del tránsito del Consciente hacia el No-Consciente. En ese caso, estamos en el proceso de Liberación, en el momento que sigue a su Aceptación consciente y que precede a la no consciente (*véase* esquema «Simbología de los miembros superiores»).

Las afecciones del brazo

Las tensiones sentidas en los brazos (puntos dolorosos, calambres, neuralgias braquiales, etc.) son la manifestación de la dificultad para actuar que siente la persona. Las memorias o heridas inconscientes profundas de un individuo en relación con su capacidad de acción que suben a la superficie y que este se niega a aceptar, se manifestarán en padecimientos en los brazos, incluso en fracturas del húmero, cuando el recuerdo o la memoria que aparecen en la superficie son demasiado fuertes o trastocan demasiado la estructura (huesos) de las creencias personales o de las opciones de vida de la persona. Fracaso personal, imposibilidad de realizar algo profesional o familiar, miedos en relación con la acción o con sus consecuencias, elegirán, si fuera necesario, expresarse mediante dolores o traumatismos en los brazos.

Puede tratarse de vivencias y de experiencias de acciones que el individuo ha aceptado en su Consciente, en su mental, pero que no puede o aún no está preparado para aceptar en el fondo de sí mismo. Esto puede ser el caso de alguien que ha tenido que ceder en algo que consideraba importante para él (proyecto, realización técnica, promoción, etc.), algo que ha comprendido y aceptado; no obstante, en lo más profundo de sí, esta persona no lo acepta. A pesar de todas las razones lógicas que le han permitido comprender las cosas, se niega a integrarlas. Si el dolor o el traumatismo se producen en el húmero, eso significa que la tensión está ligada a la estructura profunda, a las creencias y a los valores inconscientes de la persona en relación con sus actos. Si, en cambio, se manifiesta en el brazo, en los músculos, estamos en presencia de una manifestación menos «grave», porque está menos anclada en la estructura.

Cuando la tensión, el dolor o la fractura se producen en el brazo derecho, se tratará de algo que esté en relación con el Yin, la simbología materna y todas sus representaciones. Si, por el contrario, la tensión, el dolor o la fractura se producen en el brazo izquierdo, se tratará de algo que esté en relación con el Yang, la simbología paterna y todas sus representaciones. Recuperaré aquí el ejemplo de Hervé, a quien cité anteriormente en el párrafo dedicado al codo. La tensión profesional que vivía se expresaba claramente en sus brazos, sus hombros y sus codos. Manifiestamente, él pensaba que no podía actuar o que las cosas no sucedían como él quería, debido al mundo exterior (hombros). Él sabía y comprendía inconscientemente las razones (brazos) de esto, pero tenía dificultad para aceptarlas o admitirlas, incluso simplemente para reconocerlas (codos), seguramente porque la situación le parecía injusta o injustificable para con él. De modo que no podía ser admitida conscientemente, y la energía se quedaba bloqueada a este lado de los codos…

El antebrazo, el cúbito y el radio

Están situados entre el codo y la muñeca. Hemos visto que el codo representa la barrera de la Aceptación y que la muñeca, por su parte, es la barrera de la Implicación, en el sentido de la Elección (y no de la Decisión, como en el tobillo). El antebrazo es la primera etapa de tránsito de las voluntades de acción al mundo de las realizaciones. Cuando queremos hacer (o sucede) algo que toca en nuestras memorias profundas (No-Consciente) y lo aceptamos (codo), tenemos que elegir y hacer aquello que nos va a permitir realizarlo. Si esa realización es difícil porque tenemos, por ejemplo, dificultad para decidir los medios, desarrollaremos tensiones, padecimientos o calambres en nuestros antebrazos, o incluso, en general, fracturas del cúbito y/o del radio próximas a las muñecas. Estamos en el lugar del cuerpo que precede o sigue a la mano y la muñeca, según el sentido de circulación de las energías que elijamos (Densificación o Liberación). Así pues, puede tratarse de la fase de tránsito de las cosas del No-Consciente hacia el Consciente (sentido codo hacia mano). En este caso estamos en el proceso de Densificación, en el momento que sigue a la Aceptación consciente y precede el tránsito a lo real (muñeca, mano) mediante el *hacer*. Pero también puede tratarse del tránsito del Consciente hacia el No-Consciente (sentido mano hacia codo). Estamos, en ese caso, en el proceso de Liberación, en el momento que precede a la Aceptación no consciente y que sigue al tránsito a lo real.

Las afecciones del antebrazo, del cúbito y del radio

Nos hablarán de nuestra dificultad para aceptar las acciones o las actuaciones que nuestra experiencia vivida puede llevarnos a encontrar o a realizar en nuestra vida. Nuestra dificultad para elegir o para proporcionarnos medios de actuar nuevos, diferentes de la costumbre o de la certeza, puede manifestarse mediante un dolor de esta región del brazo, incluso llegar hasta la fractura. Se produce cuando la tensión es demasiado fuerte y nuestros bloqueos en relación con la acción o con la elección están tan anclados, tan rígidos, por no decir fosilizados, que no pueden admitir la «torsión» (obligación de cambio) impuesta por el exterior. En esos casos es el cúbito o el radio el que «se rinde», o incluso ambos. Pero la simple «rigidez» de los antebrazos significa ya que tenemos dificultad para «movernos», para darle a la muñeca y a la mano la posibilidad de desempeñar su papel de movilidad, de potencial de cambio de modo o de tipo de acción en la vida.

Si la tensión se manifiesta en el antebrazo izquierdo, está en relación con la dinámica Yang (padre), y cuando se manifiesta en el antebrazo derecho, está en relación con la dinámica Yin (materna).

La nuca

Es la parte que está situada entre la cabeza y el resto del cuerpo. Es ella la que realiza la unión entre el cerebro y sus ejecutantes, que son los brazos y las piernas. A partir del plexo cervical, que está situado en su base, todas las voluntades y las decisiones de acción o de relación se enviarán en dirección al órgano o al miembro más adaptado para su ejecución. La nuca es, pues, un lugar en el que los deseos o las voluntades todavía no han emergido, no han comenzado a aparecer y no han puesto en marcha ningún esbozo de gesto físico. Aún no han estado en relación con el exterior. La nuca, por esto mismo, representa el punto de tránsito de lo conceptual (cerebro, ideas, conceptos, deseos, voluntades, querer, etc.) hacia lo real (acción, realización, relación, expresión, etc.).

Las afecciones de la nuca

Las tensiones, los padecimientos o el bloqueo de la nuca expresan nuestra dificultad o nuestra incapacidad para hacer que pasen a lo real apetencias, ideas, conceptos, voluntades, etc. No obstante, a

174

diferencia de la tensión de los hombros, que globalmente significa lo mismo, con la nuca estamos en el estadio en el que las cosas no han llegado «a la puerta» del paso al acto. Esto significa que no podemos hacer que pasen a lo real, *porque pensamos que no somos capaces de hacerlas.* La incapacitación viene de nosotros, mientras que en el bloqueo en los hombros se supone que viene de los demás, del mundo exterior. La irradiación hacia uno de los hombros, que puede existir paralelamente, nos dará la indicación adicional de la simbología Yin o Yang, cuya imagen interior nos hace pensar que no somos capaces.

El caso más clásico y más sencillo en el que pienso aquí es el de la tortícolis. Esta tensión de la nuca tiene un efecto físico directo que nos impide, a veces de modo muy doloroso, girar la cabeza hacia la derecha o hacia la izquierda. Ahora bien, ¿cuál es el significado universal del gesto de girar la cabeza hacia la derecha y hacia la izquierda? En todas las culturas del mundo, ese movimiento quiere decir «no». Es la señal del desacuerdo, del rechazo, de la no-aceptación de lo que ocurre o de lo que el otro dice o hace. La tortícolis nos impide hacer ese gesto. Significa nuestra incapacidad para decir que «no» a alguien o a una situación. Pensamos que no tenemos derecho, posibilidad o capacidad para hacerlo.

Este ejemplo me recuerda el de Bernard, ejecutivo superior en una empresa francesa muy grande de distribución, que asistía a una de mis formaciones de empresa sobre la dinámica de las relaciones. Este hombre llevaba tres días con una tortícolis muy incapacitante. Le pregunté si estaba viviendo una situación a la que quería decir «no», cosa que él mismo se privaba de hacer porque pensaba que no podía o que no tenía derecho. Inicialmente desconcertado, estuvo pensando unos momentos y luego reconoció, con estupefacción, que efectivamente estaba viviendo una situación profesional de ese tipo. El director general de su grupo, del que él era uno de los principales representantes regionales, tenía la manía, en la que ponía gran empeño, de organizar reuniones de prestigio para sus ejecutivos, a las que Bernard calificaba como «misas mayores». Aquellas reuniones, que duraban de uno a tres días, en su opinión no aportaban gran cosa, aparte de hacerle perder tiempo cuando tenía mucho que hacer «en el terreno». No obstante, le era imposible negarse, decía, porque en otro caso corría el riesgo de «disgustar», de que su rechazo se tomara mal. Y acababa de enterarse, tres días antes del seminario, de que al mes siguiente, período en el que él normalmente estaba en los almacenes provinciales que tenía a su cargo, se iba a celebrar una nueva «misa mayor». Se enteró de la noticia el lunes por la tarde, y el martes por la mañana se despertaba con una tortícolis que todavía le tenía bloqueado el jueves durante el seminario. Decidió entonces reflexionar sobre la manera de expresar su desacuerdo a sus superiores jerárquicos, o bien de aceptar esas «misas mayores» de otro modo.

Podemos ilustrar y resumir los grandes ejes de la parte «alta» de nuestro cuerpo –nuestros brazos, nuestros hombros y nuestra nuca– en el esquema que sigue. Nos permite visualizar de manera sencilla lo que en ellos ocurre y cómo.

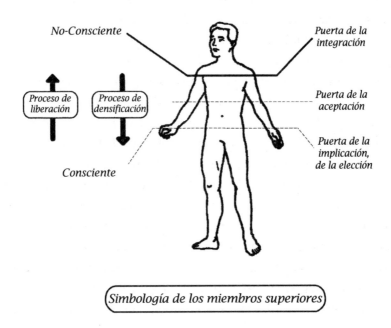

Simbología de los miembros superiores

Cada vez que vivimos tensiones en la parte superior de nuestro cuerpo, estas son señal de que en nuestra relación con la acción (deseo, voluntad, imposibilidad, incapacidad, miedo, etc.) o con el poder sobre las cosas y los seres, estamos viviendo una tensión equivalente, ligada ya sea a nuestra supuesta incapacidad (nuca), ya sea a una incapacitación procedente del exterior (hombro). Estamos enfrente de algo que no podemos, no sabemos o no conseguimos *hacer*.

El tronco

Es la parte central del cuerpo, a la que se conectan los miembros que le permiten desplazarse y actuar. Es también la parte en la que se encuentran todos los órganos que garantizan «la intendencia». El tronco representa la casa del individuo, y es en él donde están reunidos todos los órganos «funcionales», estando situado por encima de él el órgano «decisorio». Constituye el eje del cuerpo, la central motriz que produce y distribuye la energía. En él es donde se produce la alquimia humana. Al igual que el tronco del árbol, es la parte más imponente, pero también la menos móvil y la menos flexible. Contiene, pues, todos los órganos funcionales y la columna vertebral, y a través de los órganos se expresa y permite manifestarse a las eventuales tensiones. Vamos a recordar el papel de cada uno de ellos y a intentar conectarlos con su representación psicológica.

¿PARA QUÉ SIRVEN NUESTROS DIFERENTES ÓRGANOS?

La definición que da el *Petit Larousse* de la palabra órgano es: «Parte de un cuerpo vivo que cumple una función que le es propia».

El cuerpo humano posee cierto número de órganos que le permiten funcionar, vivir; que garantizan lo que yo (sin ninguna connotación peyorativa) llamo «la intendencia». Esos órganos tienen cada uno una función bien definida y están integrados dentro de un conjunto, de una cadena de la que son eslabones. Están reagrupados en sistemas o aparatos que giran en torno a la función global, en cuya realización participan. Tenemos el aparato digestivo, el aparato respiratorio, el aparato urinario, el aparato circulatorio, el sistema nervioso y el aparato reproductor.

Vamos a ver primero cada sistema o aparato en su papel y luego iremos viendo en detalle los órganos uno por uno, no desde una perspectiva médica, porque no es ese nuestro objetivo, sino con el fin de, simplemente, exponer la función cumplida por cada uno de ellos y presentar el significado de las dolencias que los afectan.

Será necesario, no obstante, para comprender mejor cada órgano, remitirnos a su representación energética, a su meridiano y al Principio al que pertenece. Así siempre podremos conectar el órgano con su entorno psicoenergético.

El aparato digestivo

Nos permite digerir los alimentos sólidos y líquidos que consumimos. Gracias a él podemos asimilar el alimento material que nos ofrece la tierra y que la gastronomía elabora para nuestro placer. A través de él, transformamos esos alimentos. Mediante una alquimia extremadamente elaborada que los hace utilizables, aceptables para nuestro organismo, estos se convertirán en uno de los elementos esenciales de nuestro carburante final. El aparato digestivo es el que más órganos comprende. Esto nos permite ver hasta qué punto es elaborada esta alquimia, y se explica en el hecho de que los alimentos «sólidos» son una forma de energía «pesada», densa, compleja de transformar y que, por eso mismo, exige múltiples operaciones y niveles de transformación. Por ello, antes de poder pasar a la sangre, las sustancias nutritivas transitan primero por cierto número de receptáculos y reciben cierto número de aditivos (nuestro estómago llega incluso a producir ácido clorhídrico) que los disuelven. El aparato digestivo está compuesto por la boca, el esófago, el estómago, el hígado, la vesícula biliar, el bazo, el páncreas, el intestino delgado

y el intestino grueso. Dado que la boca tiene un papel y un significado muy particulares, volveré más específicamente sobre ella más
adelante.

Las afecciones del aparato digestivo

Nos hablarán de nuestra dificultad para tragar, para digerir, para
asimilar lo que ocurre en nuestra vida. «No he podido tragarme lo
que me dijo», o bien «Sigo sin digerir lo que hiciste» o incluso
«Aquello se me quedó en el estómago» son otras tantas expresiones
populares que nos lo dicen con sencillez. Según el órgano que esté
más particularmente afectado, tenemos una precisión sobre la tensión sentida o la dificultad con la que nos tropezamos para digerir la
experiencia. Vamos a verlo en detalle con cada uno de ellos.

El estómago

Es el órgano que recibe el primero, a través del esófago, los alimentos brutos que simplemente acaban de ser preparados por la masti-
cación de la boca. Es, pues, el primer receptáculo del alimento material. Es el que está encargado de la obra gruesa, y en cierto modo
desempeña el papel de «hormigonera». Bate y mezcla los alimentos
ingeridos, pero también los disuelve gracias al ácido clorhídrico,
preparándolos así para el proceso de la asimilación. El estómago es,
pues, el órgano que tiene a su cargo el lado directamente «material»
de la digestión, el que realmente mete «las manos en la masa» y el
que tiene que encargarse de la materia alimentaria y dominarla.

Las afecciones del estómago

Nos hablan de nuestra dificultad o de las tensiones con las que nos
tropezamos para el dominio o la gestión del mundo material. Contrariedades económicas o profesionales, escolares o judiciales, elegirán expresarse así si provocan en nosotros preocupaciones reales o
imaginarias. Debido a su papel de mezclador de los alimentos, el
estómago que nos hace sufrir también puede significar que tenemos
tendencia a rumiar, a darles vueltas a las cosas y a los acontecimien-

tos de manera excesiva. La acidez gástrica puede, en esos casos, decirnos que paremos.

Citaré como ejemplo los múltiples casos de úlcera que muchas veces se debe a contrariedades profesionales y que durante mucho tiempo ha sido la «enfermedad preferida» de los hombres de negocios. Los números han disminuido mucho en nuestros días, porque ahora sabemos cómo hacer callar al estómago. Los numerosos estudiantes que han sentido calambres o agruras de estómago antes de los exámenes saben hasta qué punto estos son señal de su inquietud.

Agrura, acidez gástrica, úlcera o **cáncer** son otras tantas manifestaciones cuya intensidad es progresiva y que expresan esa dificultad para digerir lo que estamos viviendo, los golpes que nos da la vida o las situaciones que no nos satisfacen. **Los vómitos** son, en esos casos, la señal adicional del puro y simple rechazo, de la repulsa.

El bazo y el páncreas

Estos dos órganos participan en la digestión (páncreas), mediante las secreciones que vierten al intestino delgado, y en la composición de la sangre (bazo), mediante la fabricación y el almacenado de los glóbulos rojos y blancos. El páncreas, mediante la insulina que fabrica, regula el índice de azúcar que tenemos en la sangre, y mediante el jugo pancreático participa activamente en la digestión de los alimentos preparados por el estómago. Estamos en el Principio energético de la Tierra con órganos «atareados y trabajadores», principalmente movilizados en la tarea digestiva. Son ejecutantes «serios y razonables».

Las afecciones del bazo y del páncreas

Significan que tenemos tendencia a atravesar la vida de manera demasiado razonable, es decir, dejando un sitio insuficiente al placer, a la alegría. El deber es importante, porque lo profesional y lo material son las cosas esenciales. La vida carece, entonces, de esa dulzura que todos necesitamos. Las preocupaciones materiales interiorizadas y las angustias obsesivas, los miedos a carecer o a no saber, a no estar a la altura, son las señales expresadas por los problemas pancreáticos o del bazo. Pueden manifestarse mediante tensiones o enfermedades de esos dos órganos la tendencia a vivir en el pasado, por miedo a no manejar el presente, o el hecho de cultivar memorias de ese pasado. La necesidad de correspondencia con las normas, de respeto a las reglas, incluso de dependencia en relación con ellas, puede expresarse en desequilibrios del bazo y del páncreas. Esto lo encontramos también en el plano energético, porque es la energía del Bazo-Páncreas la que tiene a su cargo, entre otras cosas, el ciclo menstrual y su manifestación cíclica, a la que comúnmente se llama «la regla». Esta necesidad se encuentra también en la diabetes, porque las personas afectadas por ese desequilibrio deben estar muy vigilantes respecto a la «regularidad» de su vida. Los momentos de las comidas y todas las costumbres deben estar perfectamente «reglados» y respetarse lo más escrupulosamente posible, so pena de desencadenar una indisposición.

Los desequilibrios pancreáticos pueden adoptar dos formas: **la hipoglucemia** (falta de azúcar en la sangre) y la **hiperglucemia** o **diabetes** (exceso de azúcar en la sangre). ¿Qué representa el azúcar en nuestra vida? Es la dulzura, la amabilidad, y, por extensión, se convierte en una prueba de amor o de reconocimiento. En todas las culturas del mundo es la recompensa, el regalo que se da a los niños cuando se han portado bien (han respetado las reglas), cuando han sacado buenas notas en el colegio (han respondido a las normas) o, simplemente, cuando nos apetece *complacerlos*. Este regalo muchas veces es «materno».

La presencia excesiva de azúcar en la sangre expresa que tenemos dificultades para gestionar la dulzura en nuestra vida, para vivirla o para obtenerla. La **diabetes** muchas veces significa que la persona ha tenido un padre excesivamente —e incluso a veces injustamente— autoritario (exceso de reglas y de normas), y que ha encontrado «refugio» en la dulzura protectora de la madre. El alimento (madre) se convierte entonces en un paliativo, en una importante válvula de escape, y la diabetes en la conclusión lógica de una adquisición de peso progresiva pero segura.

Algunos golpes psicológicos fuertes, durante los cuales el individuo se ve confrontado con la destrucción brutal de seguridades o de creencias afectivas, pueden expresarse mediante la aparición de una diabetes. Pienso particularmente en una mujer joven que había venido a consultarme porque deseaba tener un hijo, pero su diabetes se lo impedía. El análisis de su situación nos permitió retroceder hasta un drama que había vivido en su infancia. Cuando tenía 7 años, iba andando un día por la orilla de una carretera en compañía de su hermana. Un coche que venía en sentido contrario se desvió sin razón y fue a chocar violentamente contra aquella hermanita a la que ella adoraba. Vio morir ante sus ojos a su hermana con un terror sin límites, y estuvo varias semanas sin poder hablar ni expresar su sufrimiento ante la pérdida de lo que le era más querido, de aquello que llenaba su vida de dulzura. Seis meses más tarde aparecieron los primeros signos de diabetes. Después de tres sesiones de trabajo sobre esa memoria emocional y sobre las energías implicadas, su índice de azúcar empezó a bajar lenta pero progresivamente. Le aconsejé que fuera a consultar paralelamente con un amigo médico homeópata con el fin de acompañar nuestro trabajo con una asistencia médica «inteligente», es decir, destinada a estimular sus funciones pancreáticas y no a sustituirlas. Pero se me olvidaba lo más importante: unos meses más tarde, aquella joven tuvo una niña.

La hipoglucemia (insuficiencia de azúcar) nos habla, por su parte, de un padecimiento inverso ligado a la incapacidad, a la dificultad para recibir, para aceptar, para pensar que tenemos derecho a la dulzura. Es el caso frecuente de niños no deseados por la madre y/o cuyo padre ha estado «ausente». La ausencia de refugio materno produce una amalgama negativa con el alimento, que no nos gusta, incluso que no aceptamos (**anorexia**) o que asimilamos solamente en caso de necesidad. Pero esto se hace sin placer y sin dulzura, con el mínimo de «azúcar». La búsqueda de normas o el no tener la regla dan un físico anguloso y demacrado, en el que están ausentes las redondeces (dulzuras).

El hígado

Es un órgano extremadamente elaborado y polivalente. Es el que más abulta del cuerpo humano. Desempeña, en efecto, un papel esencial en la digestión mediante la secreción de la bilis, pero también garantiza otra actividad importantísima: el filtrado de la sangre. Participa así en la composición de la sangre y en su calidad; y ello, por cierto, tanto en el plano nutritivo como en el plano inmunitario (defensa, cicatrización, almacenado, etc.). Así pues, le da su «textura», su composición, su nivel vibratorio, su «coloración». Por otro lado, su doble papel se materializa en el hecho de que recibe doble alimentación sanguínea, una a través de la arteria hepática, que lo alimenta de oxígeno, y otra a través de la vena porta, que transporta hacia él los nutrientes asimilados por el intestino delgado. Estos dos canales se juntan en el hígado y «se unen» en la vena cava inferior. Después, esta transporta la sangre enriquecida con los nutrientes y otros glóbulos, que a continuación se redistribuirá por todo el cuerpo gracias al corazón y, tras haberse enriquecido de oxígeno, gracias a los pulmones.

Las afecciones del hígado

Los problemas hepáticos son también, por supuesto, señal de que nos resulta difícil «digerir» algo en nuestra vida, pero con un matiz más sutil que el del estómago. La emoción principal que está asociada al hígado es la ira. Las tensiones o los padecimientos de este órgano pueden querer decir que la ira es nuestro modo, habitual y excesivo, de reacción frente a los requerimientos de la vida. Cada vez que «arreglamos» nuestros problemas con el mundo exterior dando gritos, con grandes ataques de cólera, movilizamos toda la energía del hígado en esa dirección, privándole así todas las veces de una gran parte de la energía necesaria para su funcionamiento. Entonces, el órgano se manifestará dejando de desempeñar correctamente su papel en la fase digestiva. No obstante, a la inversa, los ataques de ira contenidos con demasiada frecuencia o guardados sistemáticamente en el interior densificarán la energía en el interior del hígado y correrán el riesgo de traducirse en patologías más importantes (**cirrosis, quistes, cáncer**).

Las dolencias del hígado pueden hablarnos también de nuestra dificultad para vivir o aceptar nuestros sentimientos, nuestros afectos o aquellos que nos remiten los demás. La imagen de nosotros mismos o la que nos devuelven los demás depende en gran parte del hígado. La percepción de esta imagen toma parte en nuestra alegría de vivir, cosa que recuperamos a través del papel de filtrado y de «alimento» de la sangre que desempeña el hígado. Sus tensiones pueden, pues, significar también que nuestra experiencia vivida pone en entredicho nuestra imagen, y que nuestra alegría de vivir ha cedido su sitio a la agrura y la acidez interna respecto a ese mundo exterior que no nos reconoce como nosotros desearíamos. Estamos metidos de plano en la culpa.

El hígado participa profundamente en el sistema inmunitario, y en particular en la inmunidad elaborada, es decir, enriquecida por las experiencias vividas por el organismo. Ahora bien, el sentimiento de culpa nos «obliga» a justificarnos, a defendernos. Moviliza nuestras energías de defensa psicológica, y numerosos ataques de ira son la señal y la expresión de un miedo que no encuentra otro medio de defensa. Si esta estrategia es frecuente, fragiliza la energía del hígado, y después la de la vesícula, que sufren. El hígado es un órgano Yin y representa sentires que afectan al ser profundo. Vamos a ver que, en el caso de la vesícula biliar, que es Yang, se trata más bien del ser social.

La vesícula biliar
Trabaja en conexión directa con el hígado, cuya bilis recoge y concentra. La redistribuye a su vez vertiéndola en el intestino delgado, justo a la salida del estómago. El vertido de esta bilis permitirá que continúe de manera armoniosa el proceso de la digestión, en especial de los alimentos grasos. En caso de disfuncionamiento, la digestión se percibe como «mala».

Las afecciones de la vesícula biliar

Dado que participa en la digestión física de los alimentos, la vesícula desempeña un papel equivalente en la digestión psicológica de los acontecimientos. Como expresa el lenguaje común, a uno «se le acumula la bilis» cuando tiene preocupaciones. Pero son siempre preocupaciones ligadas a un ser (nosotros mismos u otro) que nos es querido. Las dolencias de la vesícula biliar nos hablan de nuestra dificultad para manejar nuestros sentimientos y para clarificarlos. Estamos en la dinámica Yang, es decir, relacionada con el exterior. «¿Cuál es mi sitio?», «¿me reconocen los demás, me aman por lo que hago y represento?» son otros tantos interrogantes de los que nos hablan las tensiones vesiculares, así como los ataques violentos de ira que acompañan a los tránsitos difíciles, sobre todo cuando en la persona existe un sentimiento de injusticia para con ella. También está muy presente la justificación de los actos, tanto más cuanto que estos no siempre están marcados con el sello de la sinceridad y de la verdad. Las afecciones de la vesícula pueden, en efecto, significar que nuestro sentido de lo verdadero y de lo justo no está muy claro o es excesivo, y que tenemos tendencia a presionar, utilizar, o incluso manipular, a los demás (siempre dándonos buenas razones, por supuesto).

El intestino delgado

En el hombre mide unos 6 metros de largo. Esto le permite ofrecer una gran superficie, aumentada por innumerables protuberancias interiores. Esta superficie permite el metabolismo digestivo final, que remata la última transformación de los elementos nutritivos antes de que pasen a la sangre. Se hace la criba entre lo asimilable y lo no asimilable, que sigue adelante por el intestino grueso. Todo lo que es considerado como asimilable, lo que pasa la «aduana», lo que es «juzgado» como bueno, va a la sangre y al sistema linfático. Es importante saber que el intestino delgado no es simplemente un «filtro» que deja pasar los alimentos o no. Participa activamente en la digestión secretando las enzimas necesarias y desempeña también un papel importante en el «transporte» de ciertos azúcares y aminoácidos. Así pues, la selección final entre los elementos que vehicula se realiza mediante su intervención.

Las afecciones del intestino delgado

Las **diarreas, úlceras**, etc., nos hablan de nuestras dificultades para asimilar las experiencias, para dejarlas penetrar en nosotros sin juzgarlas. En tanto en cuanto aduanero, es él el que deja pasar tal información y rechaza tal otra. Es el representante físico de la subjetividad. Los dolores o las enfermedades del intestino delgado pueden significar también que tenemos demasiada tendencia a juzgar los acontecimientos y a los demás, a razonar excesivamente en términos de bien o de mal, de error o de razón. El ejemplo astrológico es el signo de Virgo, que está muy articulado en torno a las nociones de valores, de su precisión y de su respeto, y cuya fragilidad orgánica es principalmente intestinal.

El intestino grueso

Representa, por su parte, el papel de recogedor de basuras, de evacuador. Es él quien transporta y permite eliminar las materias orgánicas que hemos ingerido y no han sido asimiladas. Así le evita al organismo que se obstruya, que se ensucie, que se sature y, por consiguiente, que «se ahogue», que se intoxique. Para convencernos de esto, basta con ver lo que ocurre cuando en una gran ciudad hay huelga de los recogedores de basuras. Este órgano contribuye, pues, a la buena «respiración» del cuerpo. Esto nos permite comprender mejor por qué, en energética, el Intestino Grueso es el complementario del Pulmón.

Las afecciones del intestino grueso

Las tensiones, los padecimientos del intestino grueso significan que retenemos las cosas, que les impedimos marcharse. El miedo a carecer, a equivocarse, la contención excesiva (timidez) o la negativa a abandonar, a soltar, se expresan mediante problemas en el intestino grueso (**estreñimiento, dolor, hinchazón, gases,** etc.). Sus afecciones nos hablan también de nuestra dificultad para «cicatrizar», para olvidar las malas experiencias, y en estos casos suele venir la acidez a firmar la presencia adicional de una ira reprimida y guardada. Como permite eliminar, rechazar lo que hemos ingerido (alimentos) y no hemos asimilado, también permite expulsar, rechazar las experiencias que hemos ingerido (vivido) y que no hemos aceptado.

El aparato respiratorio

Como su nombre indica, nos permite respirar. Gracias a él, podemos, en particular, asimilar la energía del aire. No obstante, es mucho más elaborado de lo que pensamos, y no solamente sirve para respirar este aire ambiente. Se compone de los pulmones, por supuesto, pero también de la piel y de todas las células del cuerpo. Existen, en efecto, dos niveles respiratorios distintos, la respiración llamada «externa» y la respiración llamada «interna». La respiración externa es la que conocemos, es decir, la ventilación pulmonar. Pero existe también una ventilación externa llamada «cutánea». Nuestra piel desempeña un gran papel en nuestra respiración. Esta respiración externa es la de los intercambios gaseosos articulados en torno al oxígeno y al anhídrido carbónico en el aparato respiratorio. La respiración interna es una respiración que se produce en el nivel celular, en el que los intercambios intracelulares se realizan directamente. Las células proceden por sí mismas a ciertos intercambios gaseosos que no se deben al aporte clásico hecho por la sangre. Existe el mismo proceso en el nivel energético.

Órgano conectado con el sistema respiratorio, la piel desempeña también un papel de protección del cuerpo frente al mundo exterior. Envoltorio flexible pero eficaz, lo protege de la mayoría de las agresiones, tanto si estas se deben a agentes activos (microbios, virus, insectos, etc.) como a agentes pasivos (polvo, temperatura, lluvia, etc.). Sensor esencial, representa un papel preponderante en la gestión protectora de los estímulos y de los requerimientos externos, y en la cicatrización de eventuales heridas.

Las afecciones del aparato respiratorio

El aparato respiratorio pertenece al Principio del Metal, una de cuyas funciones principales es la protección en relación con el mundo exterior. Esta protección se ejerce en dos aspectos: mediante la filtración de las partículas de polvo y los intercambios gaseosos (expulsión del anhídrido carbónico) y mediante la capacidad de responder, de reaccionar a las «agresiones» del entorno. Otra de sus funciones esenciales es la de la cicatrización, la del cierre de las heridas.

Los problemas del aparato respiratorio nos hablan de nuestra dificultad para protegernos frente al mundo exterior, para encontrar reacciones adaptadas frente a las eventuales agresiones de este, sean reales o imaginarias.

Las tensiones y las afecciones del aparato respiratorio pueden significar también que estamos viviendo o sintiendo tensiones en nuestro espacio vital. Seguramente tenemos la impresión de ser invadidos o asfixiados, y necesitamos protegernos generando una restricción o una contracción. Esto es un reflejo típico e inconsciente, clásico en las vivencias de estrés. Nos ponemos inconscientemente en apnea. Todos los practicantes de deportes extremos conocen esto y aprenden técnicas para «respirar voluntaria y conscientemente» durante el esfuerzo.

Aquí será donde encontremos la primera pista interesante para las **apneas del sueño**. Estas **apneas**, calificadas en lenguaje médico como **síndrome de apneas/hipopneas obstructoras del sueño** (SAHOS), son un trastorno de la respiración. Este se manifiesta en pausas más o menos frecuentes de unas decenas de segundos (o a veces más) que se repiten durante la noche. Estas pausas, a veces auténticas paradas, perturban el sueño y provocan microdespertares, la mayoría de las veces inconscientes. Inducen una suboxigenación del cerebro, y asimismo tienen consecuencias en la actividad nocturna de eliminación de las toxinas (trabajo de los riñones) y del anhídrido carbónico (trabajo de los pulmones).

La primera consecuencia, la más evidente, es la de una mala recuperación. El sueño no es reparador. Al despertar, la persona se siente cansada, incluso más cansada que al acostarse, y esta es una de las primeras señales de alarma. Si las apneas perduran, las que se verán afectadas serán las facultades cognitivas (reflexión, concentración, memoria) y después las circulatorias.

Médicamente hablando, se considera que las apneas son provocadas por una obstrucción (de ahí el nombre que se les ha dado) de las vías respiratorias «altas» (garganta, laringe, faringe, bronquios). El segundo elemento dominante en las apneas es el de la sobrecarga ponderal. Se considera, en efecto, en medicina que más del 70 % de las personas aquejadas de apnea tienen sobrepeso.

La psicoenergética nos permitirá ampliar esta declaración, apoyándose en las diferentes componentes que acabamos de señalar. Las apneas del sueño se producen durante la fase nocturna. La noche es el reino del inconsciente. El aparato respiratorio es el sentido del territorio y el sentimiento de necesidad de protegerse en relación a las agresiones del mundo exterior. El sobrepeso es, con mucha frecuencia, consecuencia de una necesidad de sentirse seguro «llenándose», lo cual tiene como beneficio secundario el darse uno así «amplitud», el poner una separación sólida entre el mundo y uno. Se trata de un reflejo arcaico, inconsciente por supuesto. Pero, si sobrecargamos el cuerpo, *de facto* este respira peor. Esto nos lo confirma el hecho de que, detrás de las apneas del sueño, hay una tensión real ejercida sobre un nervio fundamental del sistema neurovegetativo, el nervio vago, más conocido con el nombre de «nervio neumogástrico». Es el nervio del estrés, es el nervio del plexo solar y del diafragma, es el nervio que, como su nombre indica, gestiona la esfera gástrica (estómago/digestión) y la esfera pulmonar (respiración). Pero el estómago hinchado comprime el diafragma y el plexo solar, perturbando así la respiración.

Aquí es donde se encuentra la potencia simbólica en la que se apoya nuestro cuerpo. ¡Durante la noche es cuando el sol descansa! El Maestro Interior nos dice con claridad que, seguramente, nuestra relación con la vida está demasiado ahogada con restricciones, contenciones, temores o inseguridades a los que procuramos dar seguridad de manera inadaptada con «materia» (alimentación, posesión, exceso de dominio). Esto nos impide ver claro (luz, facultades cognitivas) y enderezarnos para volver a abrir nuestro plexo solar, respirar a pleno pulmón y acoger todas nuestras emociones (el corazón) guardadas en el interior. Lo que nos falta es el sol (¿el padre fiable y honorable, lo masculino justo?). Esto le hacía decir a alguien muy próximo: «Seguramente esta persona sufre de apneas del sol».[2] Con esto está dicho todo, ¿no creéis? Y además esta formulación es tan motivadora…

Pienso aquí en Jacqueline. Esta mujer, de unos sesenta años, sufría apneas del sueño. ¿Qué ocurría o qué había ocurrido en su vida? Durante su infancia, Jacqueline, que tiene un hermano, había vivido con un padre autoritario y bastante brutal. Durante sus estudios superiores para ser profesora en un instituto, conoció a su futuro marido, él también futuro docente. En aquel momento se degradaron las relaciones entre su padre y su madre, con lo que ella acabó viendo a su padre abandonar el domicilio conyugal. Jacqueline jamás expresó su sentir ante aquel abandono, vivido por su madre y por ella también. La contención fue indispensable, pero en los meses siguientes a Jacqueline le aparecieron unos nódulos tiroideos «de riesgo». La medicina decidió quitarle íntegramente la tiroides. Lleva más de 30 años sometida a tratamiento hormonal, con las consecuencias de aumento de peso que conocemos. Ahora bien, la tiroides es la glándula que carga simbólicamente con la expresión de uno mismo…

Al igual que su madre, Jacqueline tuvo una hija (la mayor, igual que ella) y un hijo. Su hija, profesora de lengua (¡!) como ella, se casó hace unos años, también con un docente. No obstante, su hija descubrió un día por casualidad un problema grave de adicción en su marido, que la condujo a separarse de él, también ella con conciencia de riesgo de brutalidad o de violencia. No le dijo nada a

---

2. En francés se parecen mucho las palabras «*sommeil*» (sueño) y «*soleil*» (sol). *(N. de la T.)*

nadie durante 2 o 3 años, e intentó asumirlo todo ella sola. Pero en el caso de ella, la tiroides tampoco aguantó. Se la quitaron íntegramente, igual que había sido el caso para su madre. Precisamente en aquella época fue cuando su madre empezó a sufrir de apneas del sueño.

Las afecciones del sistema respiratorio pueden significar también que no llegamos a cerrar ciertas heridas de nuestra vida, o no queremos, y nos hablan así de nuestras eventuales tristezas, enconos o rencores, de nuestra dificultad o negativa para olvidar, para perdonar, incluso de nuestro deseo de ajustar cuentas o, peor aún, de venganza.

Los pulmones

Son los órganos principales de la respiración. Es en ellos donde se realiza el intercambio fundamental de oxígeno y de anhídrido carbónico sin el que no podríamos vivir. Esto se produce en unas minúsculas bolsitas (tenemos unos 300 millones de ellas) que se llaman «alvéolos». Estos reciben una gran irrigación de unos vasos muy pequeños, los capilares, que le permiten a la sangre (glóbulos rojos) liberar el anhídrido carbónico que contiene y recargarse de oxígeno para ir a continuación a alimentar a todas las células. La membrana de estos alvéolos tiene tal tenuidad que permite este intercambio. Si extendiéramos esta membrana, obtendríamos una superficie de varios cientos de metros cuadrados.

Vosotros mismos podéis suponer la fragilidad de este tejido y los destrozos provocados por el aire contaminado que respiramos, pero que también provocamos, en particular mediante el tabaquismo. Los pulmones son, además, los únicos orificios naturales que están permanentemente abiertos hacia el exterior y que tienen que estar constantemente en condiciones de defenderse y de defendernos. Existe todo un sistema para desempeñar ese papel. El paso del aire por la nariz lo calienta, filtrado en parte por el vello interno y humidificado por el moco que atrapa ciertos tipos de polvo antes de que entre en los bronquios, en los que hay una mucosidad que retiene las últimas motas de polvo, que serán expulsadas por la tos o por unos pequeños cilios vibratorios que los mandan para arriba otra vez.

Podemos constatar qué altísimo grado de elaboración tiene este sistema de protección y de defensa. En el aparato digestivo, el que es muy sofisticado es todo el proceso de «desestructuración» de los alimentos; aquí se trata del proceso de protección. Merece señalarse una última cosa, interesantísima. La respiración es la única función orgánica que es automática (no consciente y no voluntaria), es decir, regulada por el sistema nervioso autónomo, y sobre la que, no obstante, podemos nosotros intervenir voluntariamente, apoyándonos en el sistema nervioso central. Esto nos permite captar mejor la razón de la eficacia de las técnicas respiratorias de relajación, porque de hecho permiten ir a «calmar al sistema nervioso autónomo» y, mediante un proceso asociado, liberar las tensiones no conscientes.

Las afecciones de los pulmones

Las fragilidades o las enfermedades pulmonares expresan nuestra dificultad para manejar las situaciones con el mundo exterior. El ejemplo más sencillo es el de la bajada de las temperaturas al inicio del invierno. Las personas que no reaccionan reequilibrando su sistema térmico interno «cogerán frío», es decir, que el sistema pulmonar se fragilizará y abrirá la puerta a una **gripe** o a un **catarro. Tos, asma, anginas, bronquitis** son otros tantos signos de que estamos sintiendo una importante solicitación del exterior, cuando no una agresión, y de que no sabemos o no logramos gestionarla. El sufrimiento o la enfermedad nos permiten, en ese caso, expulsarla. Las **toses irritativas** nos muestran que esas agresiones nos irritan y nos parecen insoportables, haciéndonos reaccionar violentamente. Las **toses productivas** son la señal de que los agentes de la agresión permanecen atrapados dentro de nosotros. Están atrapados en las pegajosas mucosidades bronquiales que tenemos que secretar en cantidades mayores para lograr «escupir el pedazo», expulsar lo que nos agrede y «se pega» dentro de nosotros.

Cuando yo era adolescente, era un muchacho más bien tímido, aunque me era fácil la expansión (para esconder esa timidez). Delgado aunque buen comedor, era frágil de los pulmones e incluso tuve durante varios años una bronquitis crónica que el médico de la familia intentaba matar con antibióticos. Menos mal que vivía en el campo y las tradiciones y el natural sentido común de mis padres hacían que el tratamiento terapéutico empleado con más frecuencia, y por otro lado el más eficaz, fuera el de las ventosas y las cataplasmas. En aquella época, cada contrariedad o dificultad que yo atravesaba se traducía inicialmente en ataques de tos, y luego en una gripe o una bronquitis. Con el fin de mejorar todo aquello, yo fumaba. Mis fragilidades pulmonares solamente desaparecieron con mi cambio de relación con la vida y con los demás (fin de la competición con el mundo), y, será casualidad, ya no tuve más «necesidad» de fumar. Sigue siendo así a día de hoy.

Esta conexión de lo pulmonar con la relación hacia los demás la encontramos también en homeopatía con el uso de la preparación que se llama *Gelsemium*. Sin entrar en detalle, señalemos simplemente que *Gelsemium* se les prescribe a las personas que sufren de timidez o de «miedos por anticipación» (antes de los exámenes, por ejemplo), pero también cuando hay complicaciones de los estados gripales y otras afecciones pulmonares. *Gelsemium*, por otro lado, no es la única preparación homeopática que permite constatar hasta qué punto la homeopatía y las energías funcionan en el mismo nivel y según las mismas leyes.

No es preciso que se manifieste obligatoriamente la vivencia de agresión para que, no obstante, sí se sienta. Las atmósferas cargadas, «sofocantes», los ambientes en los que uno no se siente a gusto tiran enormemente de las energías del pulmón. Los padecimientos o las enfermedades del sistema pulmonar (nariz, garganta, bronquios, etc.) nos hablan, pues, de las situaciones o de las personas que nos hacen sentirnos a disgusto sin, por ello, agredirnos directamente.

Cuánta gente me ha dicho en consulta: «Tengo la impresión de que en esta sociedad me ahogo», o bien: «En esta familia me falta el aire». Por cierto, era un asmático el que me hacía esta última observación, y que rápidamente llegó a comprender *quién* «le chupaba el aire» en su familia.

Las angustias maternas excesivas y las atmósferas familiares cargadas suelen traducirse en los niños en fragilidades pulmonares que, si se «tratan» con exceso de eficacia o si al niño le parecen insuficientes, pueden transformarse en alergias respiratorias o cutáneas. El niño en esos casos se «defiende», a veces reaccionando con violencia. **Asma, eczemas, anginas purulentas** son otros tantos «gritos» para expresar que lo que ocurre a su alrededor no le satisface, que él está viviendo la situación como una agresión y que necesita protección (amor y presencia), pero no que lo ahoguen.

El último significado que se puede asociar con problemas pulmonares es el de la tristeza, la melancolía, el pesar, la soledad. La energía del pulmón está encargada de esos sentimientos, que, cuando son excesivos, la agotan. El exceso o el cultivar la tristeza para mantener el recuerdo de algo o de alguien pueden manifestarse en fragilidad de los pulmones. Es interesante recordar que la gran época del romanticismo lacrimógeno (Chateaubriand, Goethe, J.-J. Rousseau, Chopin, etc.) fue también la «gran época» de la **tuberculosis.**

La piel

Es uno de los órganos más interesantes y más completos del cuerpo humano. Se trata, en efecto, del único órgano que está directamente en relación con todas las funciones del cuerpo y de la mente. Este envoltorio de más de 20 metros cuadrados rodea todo nuestro cuerpo y representa un auténtico cerebro desplegado. Tiene una irrigación y una inervación notables en toda su superficie y representa un extraordinario sistema de informaciones conectado directamente con nuestro cerebro.

El primer papel de la piel es un papel de protección. Representa la barrera con el mundo exterior. Nos protege de las agresiones microbianas y materiales (calor, golpes, suciedades diversas, etc.) y esa es su función más conocida. Cabe preguntarse por qué hablo de la piel en el plano del sistema respiratorio. Ella permite la ventilación cutánea mediante la cual asiste a los pulmones en su papel de asimilación de la energía del aire. No obstante, va más allá del simple intercambio gaseoso, porque recibe y transforma la irradiación solar mediante su acción en el metabolismo de la vitamina D. Gracias a más de 700 000 sensores nerviosos, nos permite sentir el entorno, ya sea físico (tacto), humano (reacciones epidérmicas, emotivas, etc.) o térmico (temperatura).

La piel cumple también una nada despreciable misión de asistencia a todo el sistema de eliminación del cuerpo. Cuando los riñones y la vejiga, pero también el intestino grueso y el pulmón, están cansados u obstruidos, es la piel la que toma el relevo y ayuda a expulsar las toxinas que el organismo no consigue eliminar de otro modo, especialmente mediante la **transpiración**, pero también mediante los **olores**, las **dermatosis**, etc.

Finalmente, es interesante saber que la piel, y entre otras la «piel de los músculos», es decir, lo que llamamos las «fascias», «memoriza» nuestras experiencias y nuestras emociones. Esto nos permite comprender por qué el tacto y ciertas técnicas de trabajo sobre el cuerpo, como el shiatsu, obtienen resultados asombrosos, en particular en todas las manifestaciones de orden psicosomático.

La piel es el órgano del cuerpo más representativo de la capacidad de cicatrización. Este milagro, cuya causa profunda aún permanece inexplicada, le permite a un «organismo» repararse, reconstruirse él mismo, y es asombroso, tanto por su fuerza como por su eficacia. Todo esto se produce mediante un proceso que tiene cierta relación con los fenómenos de cancerización y permite comprender que determinadas cicatrizaciones de traumatismos, que se realizaron en contextos psicológicos difíciles, desemboquen a veces en la cancerización de la zona recientemente traumatizada.

Es también fundamental el papel social de la piel. Esta participa directamente en el tipo y en el modo de relación que tenemos con el mundo que nos circunda. Por otro lado, cuanto más «aseptizadas» se vuelven las sociedades y las culturas, más se distancian de la vida para privilegiar solamente el intelecto y la apariencia, y más se convierte el tacto en algo proscrito. Hablaba yo, en la introducción de este libro, del hombre moderno y de su tipo de comunicación. Tiene gracia constatar que hoy se puede interrumpir sin vergüenza a alguien que está hablando, pero si por desgracia le tocamos o le rozamos para tomar algo de la mesa, nos disculpamos, como si ese tacto fortuito fuera más inconveniente e incorrecto que el hecho de cortarle la palabra.

Las afecciones de la piel

Los problemas de piel son signo de nuestras dificultades de vivencia en relación con el mundo exterior. **Eczemas, psoriasis, herpes, micosis, vitíligos, granos** son otras tantas manifestaciones de nuestra reacción frente a las agresiones, reales o no, que sentimos del exterior. Nos permiten «justificar» la dificultad de contacto con este mundo y ayudan al mismo tiempo a la evacuación de la tensión sentida. Estas afecciones son tanto más significativas cuanto que se localizan siempre en lugares muy elocuentes, si se me permite la expresión. Me vienen a la mente varios ejemplos.

El primero de ellos es personal. Hace unos años, había salido de la ciudad para ir a visitar a mis padres y circulaba por una carretera que conocía bien. A la entrada de un área metropolitana, se me cruzó un vehículo que, sin respeto por las reglas del código de circulación, salió de un lateral delante de mí. Obligado a frenar brutalmente y, ni que decir tiene, descontento por el comportamiento del otro, le hice al conductor una señal con los faros. Por supuesto, el único efecto que tuvo aquello fue disgustarle, y no se le ocurrió hacer nada mejor que reducir la velocidad, con el fin de demostrarme que era «más fuerte». Lamentando mi reacción, inútil de todos modos, no entré en la posible escalada, pero unos cientos de metros más adelante, y dado que llevaba un vehículo relativamente potente, aproveché un tramo de cuatro carriles para rebasar rápidamente al otro conductor. Este, no obstante, aceleró para impedirme adelantar. Como mi coche era más potente, logré adelantarle a pesar de todo, pero a costa de una aceleración muy superior a la prevista, y, justo al final de la recta, había un radar. De modo que me pararon y me multaron por exceso de velocidad. Está claro que mi sentir de agresión del mundo exterior, e incluso de injusticia, fue muy fuerte. Al día siguiente mismo, me apareció una placa de herpes en el pecho, y en particular sobre el esternón, entre el plexo solar (emociones brutas, agresiones, miedos, etc.) y el plexo cardíaco (emociones elaboradas, amor por el otro y por uno mismo, altruismo, etc.). Esas placas me produjeron picores sin cesar hasta tanto no hube hecho las paces en mi interior. Mi amigo homeópata, a quien le había confiado la historia, me ayudó a hacerlas desaparecer más rápido drenando mis intestinos, porque yo seguramente tenía dificultad para «soltar», para evacuar el evento (intestino grueso), pero también para asimilarlo (intestino delgado).

El segundo ejemplo en el que pienso es aún más impactante. Una de mis alumnas de shiatsu, que se llama Christine, padecía desde *mayo de 1988* un problema de **psoriasis**. Aunque todos los años hacía tratamientos en Israel (mar Muerto), le reaparecía sistemáticamente y parecía ser cada vez un poco más fuerte. Esta joven, fina y elegante, sufría mucho por esta situación, que la llevaba a ocultarse cada vez más de sí misma, porque la afección iba extendiéndose más y más por todo el cuerpo. La psoriasis es una descamación de la piel que se presenta en forma de placas rojizas que tienen la particularidad de aparecer la mayoría de las veces en las articulaciones, codos y rodillas. Vemos con esto que la tensión vivida va asociada a una dificultad de plegarse, de aceptar lo que ocurre. Como la piel es el primer órgano de intercambio, parece que los que tenemos con el mundo exterior son insatisfactorios. Tras unas sesiones de trabajo sobre las energías, la identificación y la liberación de las memorias emocionales ocultas, Christine vio disminuir su psoriasis, y luego desaparecer completamente en el mes de *mayo de 1990* (anda, qué casualidad que sea otra vez en mayo…). No la ha vuelto a tener nunca más desde entonces.

El aparato urinario

Nos permite manejar los líquidos orgánicos y eliminar las toxinas del cuerpo. Se compone de los riñones y de la vejiga. Es este sistema el que filtra, almacena y evacua las «aguas residuales» de nuestro organismo, mientras que el intestino grueso evacua nuestras materias orgánicas. Uno elimina lo sólido mientras que el otro elimina lo líquido. Este papel es fundamental porque el agua del cuerpo es un vector esencial de la memoria profunda de los individuos. El Principio energético del Agua, por otro lado, está íntimamente ligado a la memoria ancestral. Estamos aquí en presencia de la actividad más oculta y más poderosa del cuerpo humano, la de la gestión de las «aguas subterráneas» y la fertilidad (fecundidad).

Las afecciones del aparato urinario

Significan que estamos viviendo tensiones que afectan a nuestras creencias profundas, aquellas sobre las cuales construimos nuestra vida y que representan nuestros «cimientos». Significan que tenemos miedos y resistencias frente a los eventuales cambios de nuestra vida, que tenemos miedo a vernos desestabilizados por alguna obligación de cambiar. Nos hablan también de nuestros miedos profundos, fundacionales, como el miedo a la muerte, a la enfermedad grave o a la violencia.

Los riñones

Son dos órganos esenciales para el proceso de gestión y de filtrado de los líquidos orgánicos y de la sal que hay en el cuerpo. Filtran más de 1500 litros de sangre al día, criban, extraen las toxinas de la sangre y las transforman en orina. Son ellos los que regulan el nivel de agua y de sales minerales extrayéndolas de la sangre y restituyéndolas en función de las necesidades. Facilitan así la capacidad de resistencia y de recuperación en el esfuerzo. Vemos cómo esto se une completamente a su papel «energético». Se apoyan en la vejiga para evacuar los orines del cuerpo.

Desempeñan, finalmente, un papel muy importante en el estrés y los miedos, y también en su gestión. Por mediación de las glándulas suprarrenales (médulosuprarrenales y córticosuprarrenales), secretan, en efecto, unas hormonas que determinarán nuestro comportamiento frente al estrés y los miedos. Las médulosuprarrenales secretan adrenalina y noradrenalina, que inducirán respectivamente nuestra reacción de huida o de lucha. Las córticosuprarrenales, por su parte, secretan corticoides naturales que controlarán el nivel «inflamatorio» de nuestra reacción, es decir, su intensidad emocional, pasional, en el plano celular.

Las afecciones de los riñones

Nos hablan de nuestros miedos. Tanto si estos son profundos y esenciales (la vida, la muerte, la supervivencia) como si están en relación con el cambio. Los problemas renales pueden significar que tenemos dificultad para soltar en lo que respecta a costumbres o viejos esquemas de pensamiento o de creencia. Esta resistencia al cambio puede deberse, o bien a miedos, a alguna inseguridad, o bien a una negativa a moverse, a una terquedad respecto a unas creencias profundas que nos negamos a abandonar, aunque todo parezca llevarnos a ello, por no decir forzarnos. Esta cristalización en viejos esquemas puede llegar hasta a traducirse en una cristalización equivalente en los riñones (cálculos). Estas dolencias suelen acompañarse también de tensiones, incluso de dolores a la altura lumbar.

Los padecimientos renales significan también que hemos vivido una situación de miedo violento y visceral (accidente, atentado, etc.), en la que hemos tenido conciencia de rozar la muerte, de haberla visto de cerca. Incluso a veces, en ciertas situaciones, se da el caso de que el pelo (que depende energéticamente de los riñones) encanezca brutalmente.

Las afecciones de los riñones pueden, finalmente, expresar nuestra dificultad para poner o hallar estabilidad en nuestra vida, para encontrar el término medio entre la actividad, la agresividad y la defensa –que pertenecen al riñón izquierdo–, y la pasividad, la escucha y la huida –que pertenecen al riñón derecho–. Por eso estas tensiones renales nos expresan a veces la dificultad que tenemos para decidir en nuestra vida y hacer después lo que conviene para que se produzca aquello que hemos decidido.

La vejiga

Recibe, almacena y elimina los líquidos orgánicos cargados de toxinas que le han sido confiados por los riñones. Esta gestión de los orines dista mucho de ser tan anodina como parece, porque, si la vejiga no desempeña su papel, el cuerpo se intoxicará completamente. La vejiga es, en el plano del aparato urinario, equivalente al intestino grueso para el aparato digestivo. Es el último estadio del proceso de gestión y de eliminación de los líquidos orgánicos y, por extensión, de gestión energética de las «memorias antiguas».

Las afecciones de la vejiga

Son el signo de nuestras dificultades para evacuar nuestras «aguas residuales», es decir, nuestras viejas memorias que ya no son satisfactorias. Creencias antiguas, viejas costumbres y esquemas de pensamiento inadaptados a la situación presente son otras tantas de esas «memorias» que «intoxican» nuestro espíritu, al igual que lo hacen las toxinas con el cuerpo. Cuando las energías de la vejiga funcionan correctamente, esas «toxinas» se eliminan sin problema. Las tensiones o los dolores nos dicen, en cambio, que las cosas están yendo menos bien. Significan que tenemos miedo a abandonar o a cambiar esas costumbres, esas creencias, esos esquemas o esos modos de pensamiento o de acción. Un apego demasiado grande a determinadas memorias, satisfactorias o no, nos lleva a veces a quedarnos paralizados en nuestra vida, a cristalizarnos, a riesgo de sufrir por ello (aunque con frecuencia encontremos también cierto beneficio, aunque sólo sea en una comodidad interna más fácil en el momento concreto). Esas situaciones se traducen en tensiones de la vejiga, y de ello nos hablan las **cistitis** u otras inflamaciones, diciéndonos, además, que hay en nosotros una ira o una rebelión frente a nuestra actitud.

Las dolencias de la vejiga pueden significar también que tenemos miedos que no conseguimos superar en relación con los «antepasados». Los niños varones que tienen miedo (justificado o no) a sus padres, y en particular al padre, o a veces a sus representaciones (abuelos, profesores, etc.), suelen expresarlo mediante enuresis (pipí en la cama: incontinencia urinaria de noche). Las niñas tienen más bien tendencia a expresar esos mismos temores mediante cistitis repetitivas.

El aparato circulatorio

Tiene a su cargo la circulación sanguínea. Gracias a él ese precioso líquido que es la sangre puede circular e ir a alimentar con oxígeno y nutrientes hasta la más ínfima parte de nuestro organismo. Pero es también esa circulación la que le permite desempeñar su papel de purificación, porque transporta las toxinas expulsadas por las células y elimina el anhídrido carbónico intercambiado por oxígeno. Esta función es, pues, la del reparto de la vida por todo el cuerpo, la que consiste en llevar a todas partes aquello que da la vida y, por extensión, la alegría de vivir. El aparato circulatorio está compuesto por el corazón, el sistema venoso y el sistema arterial, y recorre el organismo describiendo una especie de ocho que se parece extrañamente al esquema que representa los Cielos Anterior y Posterior, el Consciente y el No-Consciente. Qué casualidad…

Las afecciones del aparato circulatorio

Los problemas circulatorios significan que tenemos dificultades para dejar que la vida circule libremente dentro de nosotros, y que a nuestra alegría de vivir, a nuestro amor por la vida, le cuesta trabajo expresarse, incluso existir en nosotros. ¿Qué parte de nosotros no amamos, hasta el punto de no dejar ya que la vida vaya a alimentarla? ¿Qué parte de nuestra vida rechazamos? ¿A qué traumatismo emocional se debe que no hayamos tenido sitio para la alegría o el amor, o por qué nos dan miedo? Estas son otras tantas preguntas que nos puede enviar nuestro Maestro Interior a través de las tensiones, si se me permite expresarlo así, del aparato circulatorio.

El corazón

Es el órgano principal de la circulación sanguínea. Es la bomba maestra de esa circulación, pero es una bomba inteligente y autónoma cuya sutileza de reacción es extraordinaria. Mediante su ritmo, es capaz de responder instantáneamente al mínimo requerimiento, ya sea fisiológico (esfuerzo) o psicológico (emoción). Está en estrecha relación con el cerebro y es capaz de regular con mucha precisión las presiones y los ritmos circulatorios exigidos por las circunstancias del entorno. Es él el que tiene el mando, el que dirige nuestra capacidad de adaptar las reacciones internas a las exigencias externas. El corazón es un músculo llamado «involuntario», es decir, que funciona al margen de nuestra voluntad consciente. Su relación con nuestro inconsciente es fuerte y explica la importante influencia de nuestras emociones conscientes e inconscientes en nuestro ritmo cardíaco. Sede tradicional del amor y de las emociones, su relación privilegiada con el cerebro, que depende de él en su energética, nos muestra hasta qué punto un amor verdadero no puede conformarse con ser pasional, sino que se debe a sí mismo ser también «inteligente». Si no, se expone a la ceguera.

Las afecciones del corazón

Nos hablan de nuestras dificultades para vivir el amor y para gestionar nuestras emociones, que, en nuestra vida, tienen tendencia a primar sobre el resto. Pueden significar también que dejamos demasiado sitio al resentimiento, al odio o a la violencia, que reprimimos o expresamos por vías laterales (deporte, juegos, heridas). Durante ese tiempo, va disminuyendo de día en día el lugar del amor a la

202

vida, a nosotros mismos, a los demás, a lo que hacemos. Ahora bien, recordemos que el corazón distribuye la sangre dentro de nosotros. Si cultivamos estados emocionales negativos, estos serán distribuidos de la misma manera. En energética se dice que el estado del Corazón y del Chenn (su representación espiritual) se ve en la tez de la persona y en el brillo de sus ojos, de su mirada.

Una manifestación física es muy significativa del vínculo particularmente fuerte que existe entre el corazón como órgano y el amor. Es el **síndrome del corazón roto.** Todos sabemos que el corazón es la sede de ese sentimiento profundo que puede unir dos seres, ya sea en una pareja o bien en una relación progenitor/hijo. Una tensión cardíaca puede hablar de un sufrimiento de amor, de una herida profunda ligada a ese sentimiento.

En 2017 se publicó un estudio particularmente interesante sobre este tema, realizado por un equipo de médicos de la Universidad de Aberdeen, en Gran Bretaña. Según sus resultados, ¡los traumatismos de tipo «corazones rotos» (males de amores) debilitan realmente el músculo cardíaco! El ventrículo izquierdo se deforma y en las fibras del miocardio pueden constatarse huellas cicatriciales. En todo caso, esto es lo que afirman Dana Dawson y su equipo: el síndrome del corazón roto no es una invención de psicosomatistas. Este síndrome se estudió en los años 90 en Japón, en donde tomó el nombre de *tako-tsubo*, debido a la deformación particular del ventrículo, que se asemeja a una «trampa para pulpos» (*takotsubo* en japonés).

Este síndrome parece estar provocado, efectivamente, por un impacto emocional y afectivo, del tipo «mal de amores». Durante mucho tiempo su consideración se ha visto sometida a algunas presuposiciones, en particular respecto a su realidad fisiológica o a su duración en el tiempo. En resumen, todo el mundo pensaba, más o menos, que tan sólo se trataba de una manifestación «nerviosa» y que las cosas volvían al orden con la «cicatrización psicológica». Pero parece que no, como lo muestra la presencia de múltiples cicatrices puestas en evidencia, y ello varios meses después del trauma emocional. Y esas marcas dejadas, debido a su naturaleza cicatricial, reduic la elasticidad del corazón y lo fragilizan de modo duradero. Por consiguiente, la persona afectada debe evitar, en la medida de lo posible, los golpes emocionales futuros. Si no puede evitarlos, por lo menos sí puede actuar inmediatamente para evitar que tengan un impacto demasiado grande. La homeopatía y su tesoro, el «árnica», pueden ayudar mucho a esto.

El síndrome del corazón roto, o *tako-tsubo*, recibe igualmente en Occidente el de **cardiomiopatía de estrés**. Desvela así cómo la emoción anda siempre en sintonía con el cuerpo, y hasta qué punto el órgano afectado pone nombre con precisión a la tensión vivida. Por consiguiente, es fundamental considerar que, lo mismo que un infarto, que debe tratarse a la mayor brevedad, un impacto emocional pueda y deba serlo igualmente.

Es esencial convencernos de esto. Por todo el mundo existen ejemplos célebres, como el del fallecimiento de Debbie Reynolds, la madre de la actriz Carrie Fisher. Falleció al día siguiente de la muerte de su hija, que falleció a su vez de un problema cardíaco. Se considera que cada año mueren en Gran Bretaña 3 000 personas por un síndrome del corazón roto, cosa que dista mucho de ser anecdótica.

Por otro lado, yo viví personalmente la situación con un psicoterapeuta canadiense al que conocí hace unos años. Es edificante, en este aspecto, su historia personal y familiar, marcada por la «ausencia del padre», símbolo solar y Fuego por excelencia (el corazón en M.T.C.). Este hombre falleció en los días que siguieron a la muerte de su hermana, a la que estaba muy cercano, y por la que sentía un profundo afecto. Esa historia familiar le había conducido a tejer un vínculo afectivo, en gran parte compensatorio, con su hermana. Ella era su recurso, su anclaje, la que siempre le había sostenido y comprendido. El fallecimiento de esta fue un trauma extremadamente violento para él. Unos días después regresar a su casa, cuando traía desde el extranjero las cenizas de su hermana, falleció de un paro cardíaco.

Las **palpitaciones,** las **taquicardias**, los **infartos** y otros problemas cardíacos expresan todo lo que nos cuesta manejar nuestros estados emocionales o, por el contrario, dejarles la posibilidad de expresarse, de vivir en nosotros. El tomarse demasiado en serio la vida y todo lo que en ella ocurre, la ausencia de placer en lo que hacemos o sentimos, o los pocos espacios de libertad y de relajación, fragilizan las energías del corazón y pueden traducirse en tensiones cardíacas. Pero el exceso de placer o de pasión también fragiliza las energías del corazón y puede traducirse en los mismos efectos.

El sistema venoso

Es aquel que conocemos como representado en azul en las láminas de anatomía de nuestra infancia. Es él el que vehicula la sangre «usada» hacia el hígado y los riñones para su filtrado y hacia los pulmones para expulsar el anhídrido carbónico y recargarse de oxígeno. Se trata de la parte Yin del aparato circulatorio, la que recibe y conserva. Por sus alvéolos y su capacidad de dilatación, el sistema venoso tiene una acción «pasiva» (Yin) en la circulación.

Las afecciones del sistema venoso

Los problemas venosos expresan nuestra dificultad para aceptar, para recibir vida, la alegría de vivir o el amor, y para hacerles sitio dentro de nosotros. Nos cuesta impedirles a las emociones que se estanquen dentro de nosotros. La experiencia vivenciada se siente como lúgubre, sin pasión y sin alegría. Tenemos la sensación de no saber, de ser impotentes para hacer que vivan en nosotros, o en relación con los demás, nuestras apetencias o nuestros deseos de felicidad. De modo que se estancan dentro de nosotros y dejan que a veces se desarrolle un sentimiento de abatimiento o de impotencia. **Flebitis** o **varices** expresan nuestro sentimiento de padecer, de estar obligados a aceptar cosas que nos «impiden» ser realmente felices.

El sistema arterial

Es el que aparece representado en rojo en esas mismas láminas de anatomía. Es él el que transporta la sangre enriquecida de oxígeno y de nutrientes hacia los órganos y las células. Es la parte Yang de nuestro aparato circulatorio, que ejerce una asistencia «activa» del corazón en la circulación. Por su capacidad para contraerse, el sistema arterial alivia, en efecto, el trabajo del corazón. Se trata de lo que llamamos la vasoconstricción y la vasodilatación.

Las afecciones del sistema arterial

Nos hablan de tensiones equivalentes a las del sistema venoso, pero en el sentido activo. Las emociones son excesivas y se manifiestan en exceso (jovialidad, excitación, etc.), o bien son retenidas, ahogadas. Se traduce en hipertensiones arteriales la dificultad, incluso la incapacidad, para hacer lo necesario en nuestra vida con el fin de sentir en ella la alegría, el placer o la felicidad. Contrariamente a lo que ocurre con el sistema venoso, no tenemos la impresión de que se nos impida, sino más bien de no saber, de no poder, no ser o no haber sido capaces de hacerle sitio al amor, a la alegría de vivir.

La **hipertensión** nos muestra una gran tensión debida a la voluntad de búsqueda de soluciones, pero el miedo, que suele estar presente, impide existir a nuestras emociones, lo cual hace subir la presión en el interior. Todo adopta unas proporciones excesivas que nos aterran. Ese miedo nos cristaliza y endurece la pared de nuestras arterias, aumentando así, mediante la **arterioesclerosis**, el fenómeno de la tensión. Uno de los miedos de fondo asociados a la hipertensión es el de la muerte; tenemos miedo de que llegue antes de que hayamos podido hacer lo que teníamos que hacer. Entonces, el sentimiento de urgencia se desarrolla y nos hace «subir la presión» todavía más. Aquí también volvemos a encontrar los vínculos con la homeopatía, que utiliza *Aconitum* para tratar la hipertensión arterial, pero también el miedo a la muerte y todos los miedos que se construyen sobre un proceso de pánico.

La **hipotensión** nos habla de la derrota, de nuestro sentimiento de víctima. Vencidos por los acontecimientos, sin salida, ya no estamos en condiciones de hacer que suba la presión para volver a poner la máquina en marcha. La dinámica de fondo es pasiva, y prima el desánimo sobre el sentido de la lucha. Seguramente en nuestra vida nos ha faltado amor, ese alimento que procura, o por lo menos facilita, la alegría y las razones de vivir, de sentir que el corazón nos late dentro. Nos ha faltado esa llama, o quizá no la hayamos mantenido viva.

El sistema nervioso

Puede ser considerado como el «sector de servicios» de nuestro cuerpo. Es el centro de mando y de gestión de las informaciones. Centraliza, almacena, restituye y hace circular los datos innatos o adquiridos por el individuo, permitiéndole existir y evolucionar en su entorno. Está claro para todos y cada uno de nosotros que el papel del sistema nervioso es esencial y que participa hasta en la mínima actividad de nuestro organismo. Se divide en dos: el sistema nervioso central y el sistema nervioso autónomo, también llamado sistema neurovegetativo. En el plano orgánico, está compuesto por el cerebro, la médula espinal y los nervios (periféricos, simpáticos y parasimpáticos).

El sistema nervioso central

Es el que gestiona el pensamiento, los movimientos conscientes y todas las sensaciones. Se compone del encéfalo, la médula espinal y los nervios periféricos. Todo pensamiento consciente, toda decisión y toda acción voluntaria, pasan por el sistema nervioso central.

Las afecciones del sistema nervioso central

Son signo de nuestras dificultades para manejar consciente e intelectualmente nuestra vida y nuestras emociones. La dureza, el exceso de trabajo, la tendencia a vivir y a resolver las cosas por medio del pensamiento, y no de los sentimientos, se manifestarán en desequilibrios, enfermedades o tensiones del sistema nervioso central. Pero también la **epilepsia**, más gravemente, con sus momentos llamados «de proceso automático», representa una desconexión de ese sistema nervioso central en beneficio del sistema autónomo.

El cerebro

Es el ordenador central. En él se elaboran los pensamientos, se almacenan la mayoría de las informaciones y se toman las decisiones conscientes. Para este cerebro existen varios desgloses.

El primero es el que se hace por hemisferios. Hay un hemisferio derecho y un hemisferio izquierdo. Este tiene a su cargo el pensamiento, el razonamiento, la lógica y el lenguaje. Así pues, gestiona todo lo que afecta a lo racional, a lo consciente y a lo voluntario. Manda principalmente en la parte derecha del cuerpo (mano, pierna, etc.). El hemisferio derecho, por su parte, tiene a su cargo lo imaginario, lo artístico, el espacio, la intuición, el afecto y la memoria, ya sea auditiva, visual o sensorial. Gestiona todo lo que afecta a lo irracional, a lo inconsciente y a lo involuntario. Manda principalmente en el lado izquierdo del cuerpo (mano, pierna, etc.). Preciso, no obstante, porque esta es una fuente muy frecuente de error de interpretación, que se trata de la laterización de las acciones motoras del cuerpo y no de la de las manifestaciones sintomáticas (como vimos anteriormente).

El segundo «desglose» del cerebro es el de los «tres cerebros», conocido en especial gracias a los trabajos del profesor Henri Laborit. Tenemos el cerebro llamado «reptiliano», que es el del instinto, las pulsiones de vida y de supervivencia y los actos reflejos. Es el primer cerebro del hombre, lo más antiguo que tiene, considerándolo desde la comprensión evolucionista. Tenemos, después, el cerebro llamado «límbico», que es el de las emociones, la adaptación al medio circundante, la relación con los demás y la filtración de las informaciones percibidas. Tenemos, finalmente, el cerebro llamado «cortical», o neocórtex, que es el de la reflexión, el análisis, la abstracción, la creación y la imaginación. Podemos ver, a través de la estructuración de estos tres cerebros, la construcción del hombre y sus tres fases, animal, emotiva y social, y, finalmente, analítica y creativa.

El tercer desglose es el de los «cinco cerebros» (¿Cinco Principios?) del físico estadounidense Ned Hermann. En realidad, tomó en consideración los dos primeros desgloses integrándolos uno en el otro. Podemos relacionar esto con las vértebras sacras, que son 3 + 2, y las lumbares, que son 5. En este caso tenemos el cerebro reptiliano, el cerebro límbico derecho —que tiene a su cargo la emotividad y la espiritualidad—, el cerebro límbico izquierdo —que tiene a su cargo la organización y la concreción—, el cerebro cortical derecho —que maneja la síntesis y la creatividad—, y finalmente el cerebro cortical izquierdo, que maneja la lógica y la técnica. Es muy interesante constatar que podemos encontrar una relación directa entre estos cinco cerebros y los Cinco Principios energéticos chinos. El cerebro reptiliano corresponde al Metal, el límbico derecho al Fuego, el límbico izquierdo al Agua, el cortical derecho a la Madera y el cortical izquierdo a la Tierra.

Asentado esto, es esencial comprender que estos desgloses son analíticos y explicativos. Indican «dominantes», pero en modo alguno se corresponden con un desglose físico o funcional señalado. Todas las funciones y las partes del cerebro están en estrecha relación entre sí, en interacción permanente, y participan en la misma dinámica cerebral.

Las afecciones del cerebro

Los problemas cerebrales son signo de nuestra dificultad para gestionar mediante el pensamiento las situaciones de nuestra vida. La conciencia «consciente» domina y quiere arreglarlo o comprenderlo todo, pero no lo logra. Nuestra relación con la vida está construida sobre la razón, la lógica racional y el razonamiento. Las tensiones o las patologías cerebrales expresan esa voluntad de arreglarlo todo mediante el pensamiento, duro y sin emoción. No se entra en sentimientos o no se enreda uno con estados de alma ligados a eventuales emociones, que no pueden ser más que parásitas, ya sea porque les tenemos miedo, ya sea porque no nos satisfacen y nos parecen inútiles. Lo único que cuenta es la eficacia directa y aparente, muchas veces comprendida y materializada a través del lado gestor y «financiero» de la vida.

El hecho de razonar todas las cosas en términos de rentabilidad a costa del lado humano, tan característico de los *managers* actuales, se traduce con frecuencia en problemas cerebrales. Partiendo de la simple **migraña**, pasando por los **vértigos**, los **trastornos de la concentración** y de la **memoria** y, después los **problemas circulatorios**, acaban a veces en **tumores** o en *karochi*. Este descoyuntamiento total debido al exceso de estrés, que en América del Norte se llama *burn-out*, está causando estragos en Japón, matando a miles de personas, y está empezando a aparecer entre nosotros. El término *burn-out*, que significa 'abrasado', es interesante cuando lo acercamos al hecho de que aquí estamos en el Principio del Fuego.

Estas manifestaciones del desequilibrio de nuestra relación con la vida aparecen la mayoría de las veces entre urbanitas que ejercen una actividad profesional de oficina o intelectual. Son mucho menos frecuentes en los que ejercen una actividad manual o física, que los obliga a permanecer «conectados» con la vida real, el Principio de la Tierra.

Los desequilibrios cerebrales nos hablan, finalmente, de nuestra dificultad para dejar sitio al placer y a la alegría sencilla en nuestra vida. Encontramos aquí una de las relaciones íntimas que existen entre el cerebro y el Corazón y que, en el plano energético, maneja este último. El predominio de la razón implica la necesidad de tener razón y de huir del error, que solamente se vive como signo de debilidad. De este modo se rechaza el componente humano del error, su necesidad y su dimensión experimental y evolutiva, para conservar únicamente de él la noción de falta y, por consiguiente, de culpa. Este bloqueo de las ideas va acompañado de una gran dificultad para cambiar de opiniones y de modos de pensamiento, y puede traducirse en **tensiones cerebrales**, **migrañas** o **dolores de cabeza.**

La médula espinal

Es la parte del sistema nervioso que baja por el interior de la columna vertebral. Desempeña un papel de transmisor de los datos y las consignas cervicales hacia todas las partes del cuerpo. Pero posee también cierta autonomía, en el sentido de que es ella la que maneja directamente determinados reflejos (el reflejo de la rodilla, por ejemplo). Compuesta a la vez por fibras nerviosas (sustancia blanca) y por neuronas (sustancia gris), utiliza un sistema de «circuito cerrado». Este provoca una especie de cortocircuito que hace que un estímulo doloroso, por ejemplo, no necesite llegar hasta el cerebro para provocar la reacción muscular, dado que la información procedente de la zona afectada va directamente al músculo.

Las afecciones de la médula espinal

Nos muestran los impedimentos que encontramos para traducir nuestras ideas o nuestros pensamientos en la realidad. Expresan nuestra dificultad para actuar e incluso para reaccionar —es decir, sin reflexión— en relación con un contexto dado. Nos hablan, finalmente, de nuestro rechazo a dejar que se expresen la vida y la alegría de vivir mediante nuestros actos o nuestras reacciones. **Parálisis, mielitis** y **meningitis cerebroespinales** nos impiden actuar o reaccionar, «hacer» y, por consiguiente, equivocarnos, cometer errores.

Los nervios

Son nuestros «cableados» personales que permiten poner nuestro ordenador central (el cerebro) en relación con nuestros periféricos (órganos, músculos, cinco sentidos, etc.). En lo que atañe al sistema nervioso central, son de dos tipos, sensitivos o motores. Los nervios sensitivos son aquellos que transmiten las informaciones percibidas hacia el cerebro o la médula espinal. Los nervios motores son aquellos que transmiten las órdenes del cerebro o de la médula espinal hacia la parte correspondiente del cuerpo.

Las afecciones de los nervios

Expresan nuestra dificultad para hacer que pasen a la realidad los pensamientos, los deseos o las apetencias. La transmisión «falla» y las órdenes dejan de funcionar. ¿Qué es lo que no quiero hacer, o lo que tengo miedo de hacer? ¿Qué es lo que me paraliza? Son estas otras tantas preguntas expresadas por los padecimientos o los bloqueos del sistema nervioso. Uno de los casos típicos es el de la **ciática paralizante** que «bloquea» completamente el nervio ciático y de este modo nos impide andar, desplazarnos, incluso mantenernos de pie (*véase* el capítulo sobre los miembros inferiores). Según el lado afectado, ¿qué está ocurriendo en nuestra vida relacional? ¿Cuál es la persona hacia la que ya no queremos ir, con la que ya no queremos relaciones tal como existen hoy, o simplemente ya no queremos relaciones en absoluto?

La **cruralgia** es muy interesante en este aspecto, porque ese pinzamiento del nervio crural se manifiesta, entre otras cosas, en los hombres mediante dolores, a veces muy molestos, en uno de los dos testículos. Las mismas preguntas que he hecho para la ciática paralizante pueden dar respuestas particularmente «interesantes», aunque no sean obligatoriamente bienvenidas o aceptadas.

En todo caso, podemos ver hasta qué punto la localización del nervio afectado nos da información de modo preciso sobre el motivo de la «incapacitación» perseguida. Basta entonces con remitirnos a la parte del cuerpo correspondiente para poder establecer la conexión entre ambos.

El sistema nervioso autónomo

También llamado sistema neurovegetativo, tiene a su cargo toda la actividad no consciente del individuo. De él dependen las funciones orgánicas (circulación sanguínea, digestión, respiración, etc.), pero también las psicológicas, emotivas y de defensa (carne de gallina, vómito, rubor en el rostro, instinto de huida o de agresividad, etc.). Mientras que el sistema nervioso central está en relación con los músculos estriados, este, por su parte, manda en los músculos lisos. Se compone del sistema parasimpático y el sistema simpático. El sistema parasimpático tiene a su cargo todo lo que afecta a la actividad de rutina del organismo, como las funciones orgánicas, mientras que el sistema simpático tiene a su cargo las actividades de excitación, de defensa y de urgencia, como la agresividad y la huida. El sistema neurovegetativo lo rigen el hipotálamo y el bulbo raquídeo.

Las afecciones del sistema nervioso autónomo
Los desequilibrios del sistema neurovegetativo expresan nuestra dificultad para conectar en nosotros el Consciente y el No-Consciente. Nos dicen que nuestro No-Consciente tiene dificultades para gestionar los requerimientos que vienen del mundo exterior, y en particular las emociones. Se produce entonces un fenómeno de saturación del sistema central consciente, que ya no puede dirigir nuestra actividad física, porque el sistema neurovegetativo toma los mandos. Nos «obliga» a hacer, o a no poder hacer, cierto número de gestos o de actos, o nos impide tener acceso a ciertos niveles de conciencia o de memoria. Todas las manifestaciones de la «famosa» **espasmofilia**, como los **temblores**, los tics llamados «nerviosos», las **náuseas**, las **migrañas**, los **calambres** y las crisis de **tetania** son las expresiones de esta dificultad interior para dominar los requerimientos del mundo exterior y para responder correctamente a ellos.

El aparato reproductor
Como su nombre indica, permite al ser humano reproducirse. Está compuesto por los órganos sexuales, las glándulas sexuales (testículos, ovarios) y el útero en las mujeres. A través de este aparato extremadamente elaborado, se perpetúa la descendencia humana mediante el encuentro entre un hombre, de naturaleza Yang y penetrante, y una mujer, de naturaleza Yin y receptiva. La vida nos muestra así hasta qué punto la evolución solamente puede realizarse mediante el encuentro de los contrarios. Esto puede hacernos comprender cuán necesario es realizar eso mismo dentro de nosotros para poder evolucionar. Tenemos que ir al encuentro del otro aspecto de nosotros mismos, de nuestra parte «Yin, femeni-

na» si somos hombres y de nuestra parte «Yang, masculina» si somos mujeres. Por supuesto que no se trata aquí de sexualidad, sino de lo que C. G. Jung llamaba el *Anima* (femenino) y el *Animus* (masculino). Se trata de nuestro lado dulce, tierno, pasivo, artístico, estético, acogedor, no consciente, profundo (femenino) y de nuestro lado firme, fuerte, activo, guerrero, defensivo, penetrante, consciente, superficial (masculino). Entonces sí nos es posible crecer, evolucionar e ir llegando progresivamente a lo que yo llamo «la paz de los contrarios» (que Jung calificaba como «reconciliación de los opuestos»), la Unidad dentro de nosotros, creando, pariendo así un doble de nosotros mismos. Lo que es interesante señalar es que esta (pro)creación tiene totalmente la posibilidad de realizarse en el placer y la alegría (goce, orgasmo), tal como lo ha previsto la vida. Cosa que deben meditar aquellos cuyo proceso de desarrollo personal se practica en la voluntad, la fuerza, la coerción o la urgencia.

El sistema reproductor, por supuesto, es el que nos permite procrear, dar la vida físicamente. A través de él y por extensión, se trata también de nuestra capacidad general para crear, para parir (proyectos, ideas, etc.), en el mundo material.

Es, finalmente, el aparato de la sexualidad, es decir, de nuestra capacidad para crear en el disfrute. Representa nuestra acción sobre el otro, nuestro poder sobre él, porque este se abandona a nosotros, como nosotros a él, en esta particular relación. Este poder debe, pues, ser recíproco y respetuoso, y es aún más grande cuando está basado en el amor. Tiene, finalmente, como señalaba antes, la particularidad de procurar placer, de poder (si se me permite decirlo) vivirse uno en el goce, dado que a este normalmente lo acentúa el orgasmo. Este representa el goce supremo de la creación, de la acción creadora y fecundadora, compartida con el otro.

Las afecciones del aparato reproductor
Nos hablan de nuestra dificultad para vivir o para aceptar esta «paz de los contrarios» en nuestro interior. Pueden manifestarse de dife-

rentes maneras, pero siempre significan una tensión en relación con el otro, ya sea nuestro cónyuge, nuestro hijo o sus representaciones dentro o fuera de nosotros. Es este particularmente el caso de los problemas del útero, que representa la pareja, el hogar, el nido, y que suelen significar tensiones o padecimientos en relación con el cónyuge (ausencia, frustración, defunción, conflicto, etc.), o en relación con el sitio que ocupa cada uno en el hogar.

Expresan también nuestro miedo, nuestro miedo a parir, ya sea de manera real (hijo) o simbólica (proyectos, ideas, etc.), por falta de confianza, por culpa o angustia. Los dolores en los testículos o en los ovarios nos hablan de eso, ya sea debido a una **cruralgia**, a un **quiste** o a un **cáncer** de esas glándulas reproductoras.

Las **enfermedades llamadas «de transmisión sexual»** representan muchas veces autocastigos, provocados inconscientemente por una culpa frente a una actividad sexual desarrollada fuera de las normas reconocidas por la persona o por su entorno. Esta culpa, consciente o no, la lleva a castigarse a sí misma mediante un acto «fallido», si se me permite decirlo así, y a tener un encuentro sexual con aquel o aquella que le va a transmitir una enfermedad «vergonzante».

A través de la **frigidez**, la **impotencia** o los **dolores** e **inflamaciones diversas** que «impiden» la sexualidad, expresamos nuestra dificultad para vivir los placeres de la vida y en particular de la actividad, ya sea profesional, social o familiar. No nos permitimos experimentar placer, satisfacción, incluso goce, en el ejercicio de nuestro poder personal sobre las cosas o los demás. Todo eso nos parece demasiado serio o culpable, y ya no sabemos experimentar la alegría sencilla de haber hecho algo que «funciona» y de lo que estamos orgullosos, como hace el niño. Creemos que ese poder es vergonzoso o negativo, cuando puede ser creativo y fecundo, porque lo que le da la coloración positiva o negativa es el uso que hacemos de él y las intenciones que en él ponemos, del mismo modo que el poder que dan el amor y la sexualidad puede crear o destruir, liberar o alienar, animar o apagar, al otro y a uno mismo.

Las otras partes del cuerpo
y las afecciones particulares

Tras la presentación de los grandes aparatos y sistemas orgánicos, vamos a abordar ahora las partes del cuerpo que no pertenecen directamente a ninguno de ellos, pero que nuestro Maestro Interior utiliza con frecuencia para «hablarnos».

El rostro y sus afecciones

El rostro tiene la particularidad de reunir los cinco sentidos, a saber: la vista, el oído, el olfato, el gusto y el tacto. Representa la identidad y es también la sede privilegiada de la percepción «sutil» del mundo exterior a través de los elaborados sensores que permiten recibir informaciones dimanantes del mundo material (colores, sonidos, sabores, olores y temperaturas). A través de ellos, expresaremos nuestras dificultades para percibir o para aceptar esos niveles en nosotros. Podemos hacerlo a través de los ojos, los oídos, la nariz, la boca o la piel.

Los problemas generales del rostro nos hablarán de un problema de identidad, de una dificultad para aceptar la identidad que tenemos o creemos tener. **Acné, eczema, rojeces**, pero también **barba, bigote**, etc., expresan otros tantos medios que muestran nuestras dificultades para aceptar ese rostro, ya sea porque nos disgusta, ya sea porque es demasiado bello y atrae más de lo que quisiéramos. Son estas otras tantas formas de ocultarlo o de afearlo, de cambiar o de rechazar una imagen de identidad que no nos satisface.

Los ojos y sus afecciones

Los ojos son los órganos de la visión. Gracias a ellos podemos ver el mundo entero, en color (que es la representación del sentimiento) y en relieve (que es la representación de la estructura) por la presencia de dos ojos. El ojo derecho, que representa la estructura del individuo (Yin), da la visión «horizontal», y el ojo izquierdo, que representa la personalidad del individuo, da la visión «vertical». Están asociados a la energía del Principio de la Madera y por lo mismo representan el nivel de percepción que está más en relación con los sentimientos y «el ser». Esto nos permite comprender con más facilidad por qué aparecen numerosas **miopías** en la adolescencia, que, recordemos (*véase también* la escoliosis), es el período de la vida en el que el joven contrasta sus referentes afectivos de cara al mundo exterior, fuera de la estructura familiar.

Las dolencias de los ojos significan, pues, que tenemos dificultad para ver algo en nuestra vida, y en particular algo que nos toca en el plano afectivo. ¿Qué es lo que no quiero ver? ¿Qué es lo que pone en entredicho mi ser o la idea del sitio que yo le doy? Es frecuente que este cuestionamiento vaya asociado a un sentimiento de injusticia. Si se trata del ojo derecho, la tensión está en relación con la simbología Yin (la madre), y si se trata del ojo izquierdo, lo que nos negamos a ver está en relación con la simbología Yang (el padre).

Pienso en el caso de Pascal, al que cité por el fémur (*véase* el apartado de «Las afecciones del muslo y del fémur»). A la edad de 9 años y medio, perdió a su padre en un accidente de automóvil que este sufrió durante el trabajo. Esa desaparición tuvo, de hecho, que ser aceptada en el Consciente y el mental, pero no lo fue en el No-Consciente. En la fecha de su cumpleaños siguiente, seis meses después de aquella desaparición, al niño se le empezó a hinchar brutalmente el ojo izquierdo. A pesar de un ingreso hospitalario y de la multiplicación de análisis y pruebas, el cuerpo médico no logró encontrar nada. Los médicos decidieron, delante del niño, de quien se suponía que no comprendía nada, operarle al día siguiente para «ver qué podía haber en el ojo». Al día siguiente por la mañana, al despertarse, el edema había desaparecido por completo. Manifiestamente, el niño se negaba a »ver», a aceptar y percibir algo en relación con el Yang (padre). El miedo a la intervención le hizo detener inmediatamente la expresión de la tensión, que prefirió sofocar dentro de él. No obstante, varios años más tarde, con 28 años de edad, tuvo a su vez un accidente de automóvil, también al volver de su trabajo, y durante el cual se fracturó el fémur izquierdo (*véase* el apartado de «Las afecciones del muslo y del fémur»). Precisamente en aquella época estaba viviendo una fase difícil de conflicto y de huida en relación con todo lo que podía representar una forma de autoridad, ya fuera social o familiar. Estaba reviviendo, sin tener conciencia de ello, lo que había vivido en la época de la muerte de su padre, a saber: «¿cuál es mi lugar?», «¿quién soy?», «¿nadie me puede comprender o ayudar?», «¿por qué esta injusticia?», etc.

Cada tipo de manifestación ocular aportará una precisión particular.

La **miopía**, que es una dificultad para ver de lejos, representa el miedo inconsciente al futuro, que nos parece turbio, es decir, mal definido; lo que está borroso.

La **catarata**, que se caracteriza por un ensombrecimiento, incluso por una desaparición total de la vista, expresa nuestro miedo al presente o al futuro, que nos parecen sombríos.

La **presbicia**, que se manifiesta mediante una dificultad para ver los objetos cercanos, representa nuestro temor a ver lo que está presente o en un futuro muy próximo. Esta «enfermedad», que afecta principalmente a las personas de edad, es asombrosamente similar a la memoria, que sigue el mismo proceso en ellas, ya que cada vez recuerdan menos cosas recientes y, en cambio, cada vez recuerdan con más claridad cosas lejanas. Hay que asociarla en especial con la proximidad de la muerte, que representa una fecha límite que podemos no tener «ganas de ver».

El **astigmatismo** se caracteriza por el hecho de no ver los objetos exactamente como son, sino «deformados». Esto simboliza nuestra dificultad para ver las cosas (o a nosotros mismos) tal como son en nuestra vida.

Los oídos y sus afecciones

Las orejas son los órganos del oído. Nos permiten captar, recibir y luego transmitir, codificándolos, los mensajes sonoros. Están en relación con el Principio del Agua y, por extensión, con nuestros «orígenes». Los auriculoterapeutas «leen» en ellas la forma de un feto volcado, y según los orientales es posible ver en él si la persona es lo que se llama «un alma vieja», es decir, alguien «que no va por su primera vida». El sonido «creador» fue la primera manifestación en nuestro universo. Nuestros oídos nos religan con nuestros orígenes y son uno de los signos de la inmortalidad y de la sabiduría (Buda). Por extensión, son la representación de nuestra capacidad de escucha, de integración, de aceptación de lo que nos viene del exterior, porque permiten *escuchar, pero también oír.*

Los problemas de oído, **zumbidos, acúfenos, sorderas parciales, selectivas** o **totales**, son el signo de que tenemos dificultad para oír lo que ocurre a nuestro alrededor (incluso de que nos negamos a hacerlo). Si la sordera está lateralizada a la derecha, está en relación con la simbología materna, y si está a la izquierda, con la simbología paterna. Este era, por ejemplo, el caso de Raphaël, que desencadenaba otitis repetidamente en el oído derecho. Su madre tenía tendencia a gritar mucho, y el niño no soportaba aquellos gritos incesantes.

La boca y sus afecciones

La boca es lo que nos permite alimentarnos y también expresarnos. Es la puerta abierta entre el mundo exterior e interior, por la que recibimos los alimentos y, por extensión, las experiencias de la vida, que son nuestros «alimentos psicológicos». Pero funciona también en el otro sentido, es decir, desde el interior hacia el exterior. En este caso es el orificio por el que expresamos, incluso escupimos o vomitamos, lo que está en el interior y tiene necesidad de salir.

La boca pertenece al Principio de la Tierra y al aparato digestivo (fase Yin), y a la vez al Principio del Metal y al aparato respiratorio (fase Yang). Es la puerta por la que penetran en nosotros las energías de la Tierra (alimentos, experiencias) y las energías del Cielo (aire, hálito, comprensión), para convertirse en nuestra Energía Esencial (*véase* el capítulo sobre las energías).

Su pertenencia al Principio de la Tierra y al aparato digestivo significa su importante papel en la nutrición alimentaria (comida) y psicológica (experiencia), y la presencia de los dientes simboliza la capacidad para morder en esta vida y para masticar lo que ella nos propone con el fin de tragárnoslo… y digerirlo… con más facilidad. Por eso los bebés y las personas ancianas no pueden o han dejado de poder hacerlo, siendo líquidos los únicos alimentos que están en condiciones de deglutir, es decir, alimentos afectivos cuando se trata del nivel psicológico.

Las dolencias de la boca son el signo de nuestra dificultad para morder en la vida, para aceptar ingerir lo que esta nos propone, para masticarlo con el fin de digerirlo mejor. **Aftas, inflamaciones bucales, mordiscos** que nos damos nosotros mismos **en los carrillos o en la lengua**, son otros tantos signos de que no nos satisface lo que se nos propone o lo que decimos. Todas estas dolencias pueden significar que la educación que nos dan o que las experiencias con las que nos encontramos «no son de nuestro gusto», que tienen un sabor que nos disgusta. Representan nuestra dificultad para aceptar nuevos sabores, es decir, nuevas ideas, opiniones o experiencias, pero también pueden ser señal de una saturación, de un exceso de experiencias y, por extensión, de la necesidad de hacer un descanso.

La nariz y sus afecciones

La nariz es el orificio por el que penetra el aire en nuestro cuerpo, y aquel por el que percibimos los olores, es decir, lo que emana del mundo manifestado. Gracias a ella podemos oler. Está asociada con el Principio del Metal, y es su sentido. Respiramos por la nariz, a través de la cual dejamos entrar en nosotros la energía del aire, del aliento (Cielo). Su nivel de asimilación de las energías es, pues, más «sutil» que el de la boca, que permite asimilar el nivel «material» de la vida. Está, no obstante, en estrecha relación con ella mediante el olfato, que es el asociado esencial del gusto, al que da su «volumen», su coloración. La asociación gusto/olfato es tan importante como la de los dos ojos.

Las dolencias de la nariz nos hablan de nuestro miedo a dejar entrar en nosotros las dimensiones «sutiles» de la vida, tanto respecto a nosotros mismos como respecto a los demás. Es la relación con la intimidad, con la aceptación de las informaciones íntimas de nosotros mismos o del otro. Esto nos permite comprender mejor, por ejemplo, el papel tan importante que desempeñan los olores en la sexualidad, ya sea vegetal, animal o humana. **Sinusitis, nariz tapada o** pérdida del olfato son otros tantos signos de nuestra dificultad para aceptar los mensajes, las informaciones «íntimas» que nos llegan. No «podemos olerlas», nos desagradan porque «huelen mal». Ahora bien, ¿qué es lo que «huele mal»? ¡Los excrementos, la podredumbre, y no las flores! ¿Qué es lo que huele mal en nuestra vida, qué es lo que está podrido o se está pudriendo dentro de nosotros? Otras tantas preguntas que hacerse y que poner en relación con nuestras actitudes o con lo que «cultivamos» dentro de nosotros en la relación con el otro y respecto al valor que les damos a las cosas. Cada vez que decimos de otro: «No lo puedo ni oler» o «No lo puedo ni ver», pensemos en el efecto espejo y reflexionemos sobre a qué parte de nosotros mismos que no queremos oler o ver nos remite.

Estos **problemas de olor** o de **ausencia de olor** expresan seguramente también rencores, amarguras o deseos de venganza que dejamos madurar y/o pudrirse dentro de nosotros. Pueden significar, finalmente, que es grande nuestro miedo a las manifestaciones de la vida y a la animalidad en nuestro interior, porque la vida es también la muerte, los excrementos, la podredumbre. Estos últimos nos resultan insoportables porque en ellos ponemos nociones de valor. Pero quizá olvidamos con demasiada facilidad que las verduras más hermosas y las flores bonitas crecen en estiércol o en compost, y que la vida se alimenta de la muerte, que no es un final *de la vida* sino una transición *hacia la vida*.

La garganta y sus afecciones

La garganta es la parte del cuerpo por la que pasan los dos «conductos» de alimentación que son el esófago (alimento material) y la tráquea (aire). Es también el lugar en el que están situadas las cuerdas vocales y las amígdalas. En la parte delantera de la garganta, en el hueco que deja la laringe, se encuentra una glándula fundamental, la tiroides.

La garganta es en primer lugar el sitio por el que tragamos o, más bien, deglutimos lo que hemos tragado, permitiéndole así que penetre en nosotros. Un sistema reflejo muy elaborado nos permite seleccionar el tipo de alimento sólido y el aire, y dirigirlos hacia el receptáculo adecuado, estómago o pulmón. Cuando este cambio de agujas no funciona correctamente, o nos ahogamos o sufrimos aerofagia.

Junto con las cuerdas vocales, la garganta es el vector y el soporte de la expresión oral. El habla, las palabras o los gritos dependen de ella. Es, pues, finalmente, la puerta o, más bien, la aduana que filtra y selecciona las entradas y las salidas. En cuanto a la tiroides, se trata de la glándula principal, si cabe decirlo así, de la que depende el equilibrio del crecimiento y de todo el metabolismo humano, así como el desarrollo de nuestro cuerpo físico (crecimiento, peso).

En energética, la garganta es la sede del chakra llamado «de la garganta». Este centro energético (véase mi libro *L'Harmonie des Énergies*) es el de la expresión de sí, de la manera en la que nos posicionamos en relación con el mundo exterior. Representa nuestra capacidad para reconocer y para expresar lo que somos, y también para recibir aquello que puede enriquecernos, nutrirnos, hacernos crecer. Es, finalmente, la sede de nuestro potencial de expresión de la creatividad.

Las afecciones de la garganta son las de la expresión: «¿Qué es lo que tengo atravesado en la garganta?», o las de la aceptación: «¿Qué es lo que no consigo tragarme?». **Extinción de voz, angina, atragantamiento** o **aerofagia** son los signos de nuestra dificultad para expresar lo que pensamos o sentimos, muchas veces por miedo a las consecuencias de esa expresión. En esos casos, preferimos parar las cosas «en la aduana». Esas dolencias son, por extensión, las marcas de una carencia de expresión de sí mismo, de lo que uno es, de sus cualidades o fragilidades: «¿Qué es lo que no consigo hacer pasar, decir?». El **hipertiroidismo** (Yang) o el **hipotiroidismo** (Yin), por ejemplo, son muchas veces signos de una imposibilidad de decir o de hacer lo que nos gustaría. Nadie puede comprendernos, no tenemos los medios para hacer que «se transmita» lo que creemos, tenemos miedo a la no-aceptación por parte del otro de lo que nos gustaría decir, tenemos miedo a la fuerza o la violencia de lo que podría salir. Detrás de esta expresión siempre hay una noción de riesgo, de peligro, que nos hace detener, retener la expresión. La forma Yang manifiesta un deseo, a pesar de todo, de revancha, mientras que la forma Yin expresa un abandono frente a la imposibilidad de expresarse.

Las alergias

Son reacciones de defensa excesivas del organismo frente a un «agente» externo, normalmente banal, sin riesgo particular, pero que es percibido como un agresor, como un enemigo. Motas de polvo, polen, ácaros, perfumes, frutas, etc., son otros tantos de estos adversarios «imaginarios» contra los cuales reacciona violentamente el organismo para destruirlos o expulsarlos.

Las **fiebres del heno, alergias cutáneas, digestivas** o **respiratorias** nos hablan de nuestra dificultad para gestionar el mundo exterior, que se percibe como peligroso o agresivo. Estamos en fase de defensa, de agredidos, de víctimas, pero también de Juana de Arco. Expulsaremos al agresor fuera de nosotros. Reaccionamos frente a los demás, y nuestro primer reflejo, ocurra lo que ocurra, es una actitud defensiva fuerte y a veces, incluso, reactiva. Estamos activos y decididos a defendernos a cualquier precio. Por esta razón los «alérgicos» prácticamente nunca desarrollan cáncer.

Las inflamaciones y las fiebres

El fuego está en nosotros y debe desempeñar su doble papel: quemar y purificar, alertar y limpiar, producir calor y destruir. **Tendinitis, fiebres** y **otras inflamaciones** aparecen para decirnos que está el fuego dentro de nosotros, que hay sobrecalentamiento, uso excesivo o inadecuado de la parte del cuerpo de la que se trate. Pero, al igual que en el caso de las alergias, el organismo está activo y, mediante el fuego que desencadena, busca dar la alarma, limpiar, purificar la zona afectada. El significado de la inflamación debe asociarse siempre al del lugar en el que se produce.

Pienso aquí en el ejemplo de Laurence, que había venido a consultar conmigo por una tendinitis en el codo derecho. Esta inflamación le expresaba su dificultad para aceptar que su hija había crecido y ya no se comportaba como ella, su madre, deseaba. Ella insistía a pesar de todo, y le hacía una presión inconsciente a su hija, que «no atendía a razones» y continuaba llevando su vida como quería. La aceptación de esta constatación hizo cesar rápidamente la tendinitis en el codo.

Las enfermedades autoinmunes

Son afecciones en las que el organismo mezcla varios procesos, ya que tienen algo de alergia, de inflamación y de dinámica cancerosa a la vez. Son enfermedades de defensa en las que el organismo ya no reconoce sus propias células y se pone a combatirlas y a destruirlas como a agentes extraños y peligrosos. Por ejemplo, la poliartritis reumatoide es degenerativa, en el sentido de que no respeta las leyes naturales de reconocimiento orgánico.

Estas afecciones nos hablan de nuestra incapacidad para reconocernos, para vernos o para aceptarnos tal como somos. Esta dificultad para identificar lo que somos muchas veces se agrava con la búsqueda de «responsabilidades externas». Estamos en lucha con el mundo, que no nos comprende, no nos reconoce, no nos quiere, cuando de hecho se trata de nuestro propio problema. Razonamos la vida de forma exclusivamente maniquea, y las cosas solamente pueden estar bien o mal, y las situaciones tan sólo se viven en términos de error o razón. Esta permanente estrategia conflictual y de defensa compulsiva nos lleva a destruirnos a nosotros mismos, creyendo destruir el mundo para defendernos y no para causar daño (*véase* el ejemplo de Dominique en el capítulo dedicado a las manos).

La fibromialgia

La **fibromialgia** es un síndrome doloroso cuyo reconocimiento es muy reciente. Es una enfermedad de época, de civilización, particularmente compleja y que se está desarrollando de manera increíble. Seguramente es el resultado de nuestros modos de vida, al igual que las alergias, las enfermedades autoinmunes o los brotes neurológicos.

En el plano fisiológico, la fibromialgia es un síndrome doloroso incapacitante, que todavía, médicamente hablando, sigue siendo poco conocido. Puede ser intenso, difuso o móvil. Se caracteriza por dolores físicos, de tipo muscular, que afectan principalmente a las mujeres (más del 80 % de los casos). Es su carácter difuso y ambulante lo que durante mucho tiempo ha hecho que se le considerara como «imaginario». Esto ya no es totalmente el caso hoy. Su diagnóstico se establece a partir de 18 puntos de base, reconocidos como significantes, y de los cuales por lo menos 11 deben ser dolorosos al tacto.

Con el fin de emitir su diagnóstico, el especialista palpa esos puntos y va anotando los que «responden» de manera dolorosa, porque es el dolor el que caracteriza totalmente la fibromialgia. Se ha constatado igualmente que este síndrome se agrava con los estados de estrés y los estados emocionales fuertes. Durante mucho tiempo ha sido ignorado, incluso despreciado, y se consideraba como algo que estaba «en la cabeza» (hipocondríaco) y asimilado a una forma de depresión o de eso que se califica como «histeria». Lo cual todavía es el caso algunas veces.

Ahora bien, la simbología psicoenergética que puede asociarse a la fibromialgia es clarísima. El sentir físico de las personas aquejadas de este síndrome no tiene ambigüedad. Todas las veces expresan el sentimiento de tener un cuerpo «al que han molido a golpes». Cuando se las conduce a evocar sus experiencias vividas, afloran sobre todo términos tales como «dolores» y «coerciones».

Por otro lado, es interesante constatar que los 18 puntos de test que reconoce la medicina occidental para emitir el diagnóstico de fibromialgia son, todos ellos, puntos de acupuntura. Y cada uno de ellos lleva, en su semántica original, nociones de sumisión, de liberación respecto de las coerciones vividas, de expresión del sufrimiento o de las violencias padecidas, y asimismo de reconciliación con la imagen del padre y de la autoridad. Con esto está dicho todo.

Recuerdo, por otro lado, a propósito de todos estos términos, a una paciente que vino a consultarme hace unos años. Deseaba recibir sesiones de shiatsu porque, me dijo durante nuestra entrevista, «me duele todo el cuerpo». Cuando le pedí que me precisara sus dolores, vaciló, buscó y me confesó que le resultaba difícil, porque «se desplazaban», según los días y su estado de cansancio. Le pedí entonces que me diera simplemente su sentir general. Me confió: «Tengo el cuerpo como si acabara de salir del tambor de una lavadora. Me siento maltratada desde todos los puntos de vista». Hice entonces el test de los puntos clave. Se trataba de fibromialgia, en efecto, pero muy pocos especialistas conocían este síndrome por entonces. ¿Qué ocurría en la vida de esta paciente? Era agente administrativa en una gran sociedad de correduría, y dependía de un superior jerárquico «narcisista perverso» que la hacía vivir un día a día infernal. Pero era «madre soltera». De modo que ni se planteaba replicar o defenderse. «No me puedo permitir perder mi empleo. No puedo hacer nada más que tragármelo todo», me decía. Aquello funcionó durante cierto tiempo, pero ella acabó expresando las cosas a través de su cuerpo, hasta el punto de acabar con una baja por enfermedad.

Así pues, la fibromialgia nos habla muy claramente de los dolores y coerciones padecidos o vividos, en particular infligidos por una autoridad, por una representación masculina o por un padre, real o simbólico (referente, maestro, profesor, etc.).

Todas las pacientes portadoras de este síndrome sacaron a relucir esos mismos sentires y esas experiencias vividas, fueran estas reales o no. Recuerdo un estudio que hice para una gran revista femenina francesa, a propósito de la fibromialgia de una famosa cantante norteamericana. Cuando yo traje a colación la simbología precedente, la redactora en jefe de la revista exclamó: «Es increíble, ella acaba de declarar, en efecto, que la violaron repetidas veces en su juventud». Quedó muy afectada en el plano psicológico y tuvo que seguir tratamientos médicos. Hoy las cosas parecen haber vuelto al orden en ese plano. Pero su cuerpo todavía carga con el sufrimiento «de haber sido molida a golpes». Ella, por otra parte, declaraba: «Me he hecho montones de IRM y de escáneres. No han encontrado nada, pero tu cuerpo se acuerda». Seguramente todavía le queda un verdadero trabajo por hacer para reconciliarse con su cuerpo y sus fundamentos arquetípicos, que son las imágenes del padre y de la autoridad. Pero la conciencia clara que muestra respecto a lo que vivió es prueba de que sabrá hacerlo.

Los vértigos

Son sensaciones de falta de equilibrio, de que la tierra se te retira bajo los pies o de ver que «se mueven» los referentes visuales de tu alrededor.

Los vértigos nos expresan nuestra necesidad de dominio del espacio circundante y la búsqueda de puntos de referencia precisos, definidos y estables. Por esta razón afectan principalmente a las personas ansiosas o falsamente «desapegadas». Una de las herramientas esenciales del equilibrio en el cuerpo es el oído, especialmente con esa «especie de arena» que hay en el interior del oído interno, cuya posición y movimientos participan en gran medida en nuestra estabilidad física. Y es el caso que el oído, que pertenece al Principio del Agua, representa precisamente nuestros referentes fundamentales.

El miedo a no dominar lo que puede ocurrir, el espacio circundante, se traduce en vértigos más o menos pronunciados, ya sean directos (vértigo en los lugares elevados) o indirectos (situaciones particulares que provocan esos vértigos). Es el caso clásico de los vértigos sentidos en las atracciones de feria o durante la práctica de deportes en los que se perturban nuestros referentes espaciales.

La espasmofilia
Véase el sistema nervioso autónomo.

Los quistes y los nódulos
Son pequeñas formaciones de líquido orgánico o de carne atrapadas en la piel o los tejidos orgánicos. Benignas la mayoría de las veces, estas «bolas» o «bolsas» representan induraciones, fijaciones de memorias emocionales.

Nos hablan de nuestra tendencia a retener, a mantener o a endurecer ciertas heridas interiores. Rencor, imposibilidad de olvidar o de aceptar los escollos de la vida, induraciones de las memorias que no logramos soltar, heridas o frustraciones del ego que no acepta, son otros tantos elementos que pueden expresarse a través de los quistes o los nódulos. En tanto que memorias egóticas, muchas veces están en relación con las vivencias sociales o profesionales. El lugar en el que aparecen estos quistes o estos nódulos nos da, por supuesto, información adicional sobre el tipo de memoria bloqueada.

La tiroides
En la parte delantera de la garganta, en el hueco que deja la laringe, se encuentra una glándula fundamental para el ser humano, **la tiroides.** Se trata de la glándula endocrina principal de la que dependen el equilibrio de todo el metabolismo humano y el desarrollo armonioso de nuestro cuerpo físico. La tiroides es un auténtico «director de orquesta del cuerpo y del espíritu». Ella es quien determina, en interacción muy fuerte con nuestro cerebro límbico y en particular con el hipotálamo y la hipófisis, todos los ritmos e intensidades de nuestra relación con el mundo, ya sea física o psíquicamente.

En el plano físico, la tiroides gestiona nuestro ritmo de vida, nuestra temperatura del cuerpo, nuestro peso, nuestra fuerza muscular, nuestro apetito, la asimilación y la combustión de los nutrientes, la respiración, la actividad sexual, nuestro ritmo cardíaco, la filtración y la actividad renales, nuestra claridad y la viveza de nuestra mente. Vemos hasta qué punto depende el conjunto de las funciones corporales esenciales de un buen funcionamiento tiroideo. Exactamente lo mismo ocurre con las funciones psíquicas. Resistencia al estrés, a la fatiga, motivación, capacidad de implicación, actividad cerebral y física, sueño, estado de ánimo, equilibrio mental (depresión), impulso, tolerancia, nerviosismo y ansiedad son otros tantos factores psico-emocionales que dependen de un buen funcionamiento de la tiroides.

Vemos aquí lo clara que es la imagen del director de orquesta. Al igual que este dirige una orquesta de músicos, cuyo ritmo de interpretación de la partitura –y, por consiguiente, el estilo de la sinfonía– coordina y determina, la tiroides dirige nuestra sinfonía orgánica dirigiendo los órganos y los sectores del psiquismo, con el fin de que interpreten nuestra sinfonía personal humana al ritmo que conviene.

La localización de esta glándula fundamental no es anodina. En energética, la garganta es, en efecto, la sede del chakra llamado «de la garganta». Este centro energético es la sede de la expresión de sí, de la manera en la que nos posicionamos en relación con el mundo exterior, en todos los sentidos del término. Representa nuestra capacidad para reconocer y expresar lo que somos, y para recibir lo que puede enriquecernos, alimentarnos, hacernos crecer. Es, finalmente, la sede de nuestro potencial de expresión de la creatividad. Por esto, la tiroides participa fundamentalmente en la conciencia de sí y en el posicionamiento del individuo frente al mundo. Guiño soberbio de la vida, esta glándula portadora del potencial de expresión tiene la forma de una mariposa. ¡Es nuestro vector de vuelo y simboliza nuestra capacidad para la metamorfosis!

Las dos alas de la tiroides representan y gestionan nuestros dos ejes de realización, «el ser» y «el hacer». Es difícil ser más claro. Las dolencias de la tiroides nos hablarán precisamente, pues, de una dificultad para la expresión y la realización de uno mismo. El **hipertiroidismo** (Yang) o el **hipotiroidismo** (Yin) son muchas veces signos de una dificultad para decir o hacer lo que nos gustaría o tal como nos gustaría. Nadie puede comprendernos, no tenemos medios para hacer que se transmita lo que creemos; o, al contrario, queremos hacer demasiadas cosas al mismo tiempo, tenemos miedo a la no-aceptación por parte del otro de lo que queremos decir, a la fuerza o a la violencia de lo que podría expresarse. Siempre hay detrás de esto una noción de riesgo, de peligro, que nos hace detener, retener la expresión o, por el contrario, exagerarla.

La forma Yang (hipertiroidismo) manifiesta un deseo, a pesar de todo y contra todo, de lucha, de conquista, de puesta a punto, de demostración, de revancha. El individuo vive en un activismo incesante. El fuego interior le consume y la lucha es permanente. Físicamente, por otro lado, los hipertiroideos parecen devorados por ese fuego interior, y la pérdida de peso es uno de los primeros signos de hipertiroidismo. Pero a veces ese fuego consume sin producir. El exceso de actividad impide llegar hasta el fondo o agota, porque el exceso de actividad es reactivo y defensivo. Tal como decía un día mi amigo Thierry Médynski, que ha escrito el prefacio de este libro: «¡Uno hace cada vez más, pero no siempre cada vez mejor!»

La forma Yin (hipotiroidismo) expresa, en cambio, un abandono frente a la posibilidad de expresarse. La llama se apaga en nosotros. El hipotiroideo puede resumirse en «Para qué» o «No debo», «No tengo derecho». La dinámica vital, que está en exceso en el hipertiroideo, está en insuficiencia en el hipotiroideo. El cuerpo ya no quema y, por consiguiente, almacena. Su volumen aumenta, como para compensar. De ahí los aumentos de peso. Frecuentes nódulos vienen a marcar las emociones, los deseos, los anhelos o las frustraciones interiorizadas, y su lateralización da más indicaciones sobre su sentido oculto.

Pienso aquí en Armelle, la hija de Jacqueline, cuyo caso he traído a colación a propósito de las apneas del sueño, en el apartado «Las afecciones del aparato respiratorio». Cierto día, Armelle se enteró de que sufría hipotiroidismo, con presencia de nódulos. ¿Qué ocurría en la vida de aquella joven? Un día, al volver del trabajo, había descubierto a una de sus niñas, sola y con 3 años de edad, jugando con la bolsa de deportes de su padre, que se había encontrado abierta en la entrada de la casa. De aquella bolsa, la niña había sacado unas cajas de comprimidos con los que estaba jugando muy entretenida. Presa del pánico, Armelle, al no saber de qué se trataba, había comprobado inmediatamente si su hija no se habría tragado alguna. En un primer momento quedó aliviada, pero muy preocupada por la presencia de aquellos comprimidos, que resultaron ser comprimidos para pasar la deprivación, en especial para los heroinómanos. El golpe fue violento, difícil de tragar e imposible de expresar, al estar sus dos hijas presentes en la casa. Armelle sintió que se le cerraba la garganta, tanto en sentido propio como figurado. La invadió una marea de sentimientos, y comprendió los cambios bruscos de humor de su cónyuge, algunos de sus comportamientos y algunas de sus ausencias. Desvalida y traicionada, «avergonzada y culpable de no haber visto nada antes, y durante años», decía –traumatizada por la visión de su hijita jugando con unos medicamentos tan peligrosos para ella–. Armelle perdió el sueño durante varias semanas. Fue entonces cuando aparecieron los primeros signos de su hipotiroidismo. Se vio forzada a la extirpación de su tiroides, porque, según los médicos, algunos de los nódulos que habían aparecido eran «de riesgo». El mensaje se completó después de la operación. En efecto, quedaron dañadas sus cuerdas vocales y fueron necesarios varios meses, antes de que recuperase, una buena capacidad para expresarse.

Los excesos o aumentos de peso
Son el signo de nuestra inseguridad material y afectiva en relación con el futuro próximo o lejano. Significan también que tenemos dificultad para integrar fases de nuestra vida en las que hemos conocido carencias y penurias.

Estamos aquí en presencia de un primer tipo de inseguridad inconsciente, de un miedo a la carencia muchas veces no percibido. Los individuos, no obstante, sienten la necesidad de almacenar, para el caso en que «viniera a faltarles» o para «evitar carecer de nuevo».

El segundo tipo de inseguridad es relativo al mundo exterior. El miedo a tener que afrontarlo, a exponernos a no lograrlo, a vernos «desvalidos» frente a él, nos lleva también en este caso a almacenar. Además, «eso nos permite poner una separación sólida entre el mundo y nosotros», protegernos con un edredón de carne o de grasa. Los «gordos», por otro lado, suelen ser tiernos y frágiles y tienen una gran necesidad de que se les «tranquilice».

El último tipo de sufrimiento que puede expresarse detrás de un aumento de peso excesivo es más insidioso y «grave», porque es negativo. Se trata, en efecto, a veces, de una tentativa de denigración de uno hacia sí mismo o de un autocastigo. Esto nos permite desvalorizar nuestra propia imagen y poder así decirnos: «Ya ves que no luces bien, que no eres guapo o guapa, que no se te puede amar». De este modo procuramos afear nuestra imagen hacia nosotros mismos, pero también hacia los demás.

Pero, detrás de estos tres niveles de significado, hay una trama común, que es la de la relación afectiva con la madre (alimento), que no fue equilibrada y que procuramos compensar. Cuando este componente se vuelve preponderante, la dinámica alimentaria, bulimia o anorexia, se convierte en un medio adicional de acentuar el mensaje.

La bulimia

Es la necesidad compulsiva y a veces incontrolable de tragar comida. Se puede volver tal que las personas afectadas se provocan el vómito para poder seguir comiendo. Esta forma grave conduce directamente a la depresión si no se trata con rapidez y de manera inteligente.

La bulimia nos habla de la necesidad de colmar un vacío existencial, de manejar nuestras angustias en todo momento mediante el alimento. Este representa la primera relación con la vida y con el primer ser que nos ama y nos da la vida y su amor, es decir, la madre. La relación que mantenemos con el alimento está fuertemente impregnada del «recuerdo» de esa relación con la madre y del carácter satisfactorio y compensatorio que ella haya podido o sabido desempeñar.

Cada tensión, frustración, carencia, necesidad de compensar o de recompensar, se hará mediante alimento. El miedo, la incertidumbre de no poder volver a hacerlo conllevan la actitud compulsiva y repetitiva o el almacenaje.

La anorexia

Representa el fenómeno exactamente inverso. La relación de afecto con la madre y su representación nutricia fueron insatisfactorias. Madre «ausente», poco amorosa, que no deseaba al hijo o bien que quería un niño en vez de una niña (o una niña en vez de un niño) son otras tantas memorias que a veces desvalorizan la relación con el alimento y hacen que este ya no sea atractivo para nosotros, o incluso peor, que nos produzca repulsión. Aquí también, la anorexia puede volverse grave, hasta el punto de llevar a la persona a la desnutrición mortal de su cuerpo.

El lumbago

Son dolores o tensiones sentidos en la parte baja de la espalda, a la altura de las vértebras lumbares. Estas lumbares tienen el número de cinco y corresponden a los Cinco Principios y a los cinco planos básicos de la vida de todo individuo, a saber:

- La pareja.
- La familia.
- El trabajo.
- La casa.
- El país (la región).

Cuando estamos atravesando un período en el que tenemos dificultad para aceptar o para integrar los cambios que en él se producen, las vértebras lumbares y los lumbagos expresan nuestro temor no consciente o nuestro rechazo a esos cambios. Esto se debe muchas veces al hecho de que esos cambios trastocan nuestras costumbres o nuestros referentes, y que a veces eso es difícil de aceptar sin «crispación».

El lumbago puede hablarnos también de nuestra dificultad para aceptar los cuestionamientos, en particular en el medio familiar y profesional. Tenemos dificultad para cambiar de posición, de actitud relacional.

La ciática

Es un pinzamiento del nervio ciático a su salida de la columna vertebral, a la altura lumbar. Corresponde a la misma base que el lumbago, pero tiene, no obstante, una «precisión» adicional. El lumbago es un dolor de «zona» que habla de un sentir global, mientras que la ciática es un dolor irradiado que puede incluso ser ambulante, desde la columna vertebral hasta el dedo pequeño del pie. La ciática es un sentir más preciso que nos expresa, además, nuestra dificultad para expulsar, para abandonar algunos de nuestros antiguos esquemas, con ocasión de esos cambios. La ciática sigue el trayecto del meridiano de la Vejiga, que gestiona, en el plano energético, la eliminación de las memorias antiguas. Así pues, se trata de tensiones ligadas a la aceptación de cambios en uno de los cinco planos de vida antes citados, tensiones causadas por nuestra dificultad para abandonar antiguas creencias o costumbres, antiguos esquemas o modos de pensamiento, lugares en los que habíamos encontrado cierto equilibrio y costumbres de vida materiales o psicológicas cuya comodidad podía parecernos suficiente.

Los dolores de cabeza y la migraña

Representan muchas veces nuestra dificultad para aceptar ciertos pensamientos, ideas o sentimientos que nos incomodan o nos presionan. Estrés, contrariedad, machaconeo o parasitación de ideas «indeseables» o de coerciones exteriores son otras tantas tensiones que se manifiestan mediante dolores de cabeza o migraña.

Cuando sigue un trayecto por ambos lados de la cabeza, partiendo de la nuca para acabar hacia las sienes o los lados de los ojos, cuando no directamente en un ojo, es una migraña llamada «hepatobiliar». Significa que la tensión es de orden más bien afectivo, o que la vivencia de la situación está en el plano afectivo, que está implicado el ser. Está más bien en relación con el mundo familiar o íntimo.

Cuando los dolores de cabeza son frontales, expresan muchas veces un rechazo de pensamientos, una obstinación sobre las ideas actuales y admitidas. Están en relación con el mundo profesional o social y lo que ese mundo requiere de nosotros.

Los cabellos

Los rige el Principio del Agua. La caída del pelo o su decoloración están ligadas a una importante vivencia de estrés, a un miedo intenso en relación con la muerte, la fragilidad de la vida, la precariedad de las cosas. Las situaciones actuales de precariedad profesional están en el origen de un número creciente de pérdidas de pelo que, en una época no tan lejana, eran especificidad de los hombres. En nuestros días, las mujeres viven el mismo estrés profesional que los hombres, y también a ellas se les cae el pelo (véase mi libro titulado *Cheveu, parle-moi de moi*).

La desesperanza

La **desesperanza** es un sufrimiento perverso y pérfido. Parece tan abstracta que incluso a los que la padecen les cuesta trabajo definirla. No obstante, es un conjunto de sentires y de sensaciones que

235

pueden ser muy repentinos, brutales y de tal fuerza que desbordan a veces a la persona y la conducen al suicidio directo o indirecto (alcohol, droga, violencia, etc.). Lo más perturbador, en la desesperanza, es que puede afectar a cualquiera en cualquier momento de su vida. Jóvenes o menos jóvenes pueden vivir esta crisis existencial. Podemos constatarlo con frecuencia, en la época actual, entre los jóvenes y los niños. Ella es la que se esconde tras los «juegos de la muerte» que vemos en los patios de los colegios, o en los tristemente famosos *binge drinking* (alcoholización rápida y brutal que procura alcanzar el coma). Es asimismo ella la que se esconde tras la pérdida de apetito, incluso la detención voluntaria de la alimentación, en las personas de mucha edad que se sienten solas, perdidas o abandonadas.

La desesperanza es una pérdida del sentido de sí y de la propia capacidad para crear, para fecundar un futuro. Es la pérdida de la «razón de ser». Es la sensación de una soledad profunda y de una ausencia total de salida. El ser ya no puede proyectarse en un futuro que no existe o ha dejado de existir para él. Lo que es o lo que hace, el contexto que es el suyo, ya no nutre su imagen, ya no le permite a su conciencia individual tener alguna valía o una razón de ser.

Estamos aquí en la cuestión de la conciencia individual y el valor de sí, portados por el alma encarnada, según los términos de la M.T.C. Son esenciales para la capacidad de proyección en el futuro y para la de sentirse «a la altura» para engendrar un proyecto de vida. Su degradación; incluso, peor, su ausencia por no-constitución, reduce a la nada la razón de ser. Entonces, ¿cómo proyectarse uno en el futuro? ¿Cómo tener ganas de mantenerse derecho e ir hacia adelante? ¿Cómo pensarse uno como alguien que tiene un valor o una razón «para estar aquí»?

La vivencia es difícil, a veces incluso intolerable, porque la persona afectada tiene la impresión de que nadie puede entenderla o comprenderla. Seguramente, cada vez que ha intentado hacerlo, se ha minimizado la importancia del sufrimiento, incluso se la ha ignorado. Los demás, arrastrados por el huracán de las fútiles preocupaciones del día a día, no han podido oírla, o al menos así lo cree la persona.

Esta desesperanza destruye los dos extremos de los grupos de edad: las personas ancianas y los jóvenes (adolescentes, estudiantes), porque son los que más necesidad tienen de conversación y de comunicación. Los jóvenes tienen esta necesidad por temor, desconocimiento o dificultad para proyectarse hacia una vida en la que impera lo desconocido. Las personas ancianas tienen esta necesidad por temor a un futuro de lo más claro que se perfila en el horizonte, y por la necesidad de tranquilizarse sintiéndose menos solas frente al vencimiento del plazo.

La desesperanza no es, pues, un síntoma físico. Es una grieta del alma, y su cicatrizante es el amor, el amor de uno mismo que sentimos en la mirada del otro. Es la escucha «incondicional» que no se detiene en algo factual simple, pero cuya pobreza destruye. Es la escucha del sentir, la que, más allá de las palabras, reducidas y reductoras, oye la expectativa emocional, la vacuidad de las vivencias, la necesidad de que nos tranquilicen. Es el silencio de la boca y la expresión de los ojos, la dulzura y la ternura de un modo de tocar o de una caricia, la calidez de una acogida incondicional.

No cabe hablar o discutir sobre las «razones» de la desesperanza. Hay que estar ahí y asegurar que siempre estaremos. No hay que minimizar esas razones, hay simplemente que entenderlas, más allá de las palabras. Es un trabajo profundo y permanente, en un primer momento, porque lo que es preciso inicialmente y antes que nada es volver a darle a la persona puntos de apoyo, puntos de anclaje. El cuerpo puede ser para este trabajo un vector extraordinario, porque no se enreda en palabras. Se alimenta de sentires. Un trabajo corporal será una respuesta clave. Masajes, shiatsu y reflexología son otras tantas técnicas, estructuradas y codificadas, que sabrán encontrar los puntos acertados, propios de cada individuo. Liberarán las tensiones y los bloqueos almacenados. Participarán en la secreción de hormonas de placer y de recompensa, como la oxitocina y la serotonina.

Después de este trabajo de recuperación del terreno, será fundamental darle sentido a lo que le ocurre a la persona. Así relanzamos los flujos de vida que permiten protegerse, proyectarse y preservarse mediante conciencia de un futuro en el que tenemos un sitio que ocupar y un papel que desempeñar. Esta conciencia de sí necesita de unas energías y una conciencia equilibradas. Pero estas a veces están muy maltratadas, física y psíquicamente. La crisis sanitaria que hemos atravesado hace algún tiempo ha sido terrible en este aspecto. Problemas respiratorios, mascarillas, confinamiento, encierro, cierre del territorio por prohibición de desplazamientos, aislamiento, soledad, nivelación de las ideas y opiniones mediante la culpabilización, la acusación y la amenaza, agresiones y amenazas permanentes, negación del valor de ser mediante subsidios irrisorios, etc., todo el contexto social y societal ha sido destructor y ha llevado a numerosas personas a la desesperanza.

La que puede restablecer el equilibrio es la respuesta a la cuestión del sentido. La respuesta está en nosotros, en lo más hondo de nosotros, aunque a veces no la veamos o hayamos dejado de verla. El valor de sí y la conciencia de sí necesitan la luz celeste. Esta luz necesita que el ser levante la cabeza. Esa es la condición para aceptar la idea de que el proyecto de un futuro mejor no espera otra cosa que a nosotros...

Por otro lado, es interesante constatar que en M.T.C. la energía portadora de este valor y la del sentido del futuro, pero también la de la preservación de uno mismo, es la energía del Pulmón. En este meridiano está situado el punto «que zanja, que corta con la muerte (y la morbilidad) y corta todo lo que está ya muerto». Hay que pasar página y «mirar hacia adelante».

Un proyecto magnífico, ¿no creéis? La mitología japonesa tiene una representación de esta idea, es la de Amaterasu. Diosa portadora del sol y de la luz, Amaterasu había quedado particularmente decepcionada por el comportamiento de los humanos. Así pues, había decidido retirarse al fondo de una caverna. Al hacerlo, se llevó *de facto* la luz consigo, y la oscuridad invadió el mundo. A los humanos, con toda evidencia, les incomodó mucho esa oscuridad e intentaron hacer que Amaterasu reconsiderase su decisión. Insistieron en vano, acampando ante la entrada de la gruta y buscando sin cesar argumentos nuevos para hacer salir a Amaterasu. Esto duró hasta que a una de entre ellos se le ocurrió la idea, no de hacer cambiar de idea a Amaterasu, sino de devolverle las ganas de salir. Incitó a los humanos presentes a cantar y a reír, alrededor del fuego que habían encendido delante de la entrada de la gruta para iluminarse y calentarse. Poco a poco, a Amaterasu empezaron a intrigarle aquellos cánticos y aquellas risas y quiso conocer su razón. Salió de la gruta y la luz volvió a la tierra gracias a las risas, a los cánticos, y por consiguiente a la alegría de vivir. ¡Eso es algo que no se inventa!

El cáncer, los tumores cancerosos

Son proliferaciones celulares anárquicas que aparecen y se desarrollan en una parte determinada del organismo. Si se las localiza a tiempo, la enfermedad puede circunscribirse a su punto de origen; si no, hay metástasis. El organismo irá siendo progresivamente invadido por las células cancerosas, que viajan a través del sistema sanguíneo y el sistema linfático. La colonización de las diferentes partes del cuerpo se realiza siempre mediante una especie de efracción del medio celular ambiente.

Dada la gravedad de esta enfermedad, quisiera recordar las características principales de su proceso:

- Desorden subterráneo, inconsciente e indoloro al inicio.
- Desarrollo anárquico por pérdida de los referentes celulares.
- Contaminación del organismo por el circuito sanguíneo o linfático.
- Invasión del organismo por colonización.
- Colonización por «allanamiento» de las zonas afectadas.
- Conclusión mortal por autodestrucción si no se interviene.

239

Aquí encima tenemos la descripción de todo el proceso psicológico que precede a la enfermedad y le prepara el terreno. El individuo sufre un día un trauma (o una acumulación) emocional o afectivo importante y lo deja almacenado en el fondo de sí mismo. Por fuerza, voluntad, educación, creencia o huida, no deja que se exprese realmente su sufrimiento, o no lo reconoce, y más en particular la pérdida de referentes, la destrucción profunda de creencia o de ilusión que esta representa. El trauma se siente como una intrusión, un allanamiento, en sus estructuras interiores, y su onda de choque irá colonizando poco a poco toda la construcción psicológica de la persona. El crecimiento interior del individuo irá perdiendo entonces, poco a poco, todos sus referentes y se volverá caótico y «suicida» para la estructura del ser (a la inversa del proceso «alérgico», que hace que el individuo rara vez, por no decir nunca, sea canceroso). Todo este proceso irá ganando terreno, contaminando la capacidad para la alegría de vivir y las emociones (aparato circulatorio), que poco a poco quedarán impregnadas de la memoria del trauma y cederán progresivamente el sitio a sentimientos o emociones que, a su vez, «minarán el terreno». Esto es inconsciente, subterráneo e indoloro, hasta el día en que todo «revienta» y se declara a plena luz.

El cáncer es, pues, la destrucción de nuestra programación interior de equilibrio, y se expresa particularmente a través de la primera zona afectada. Con frecuencia traduce remordimientos, heridas que no podemos o no queremos cicatrizar y que muchas veces van asociadas a un sentimiento de culpa. Se trata de una especie de autocastigo que pretende ser definitivo, una especie de constatación inconsciente de fracaso frente a la propia vida o a las opciones de vida que hemos tomado. ¿Qué es en lo que he fallado?, ¿de qué me estoy castigando?, ¿qué es lo que me reprocho tan profundamente?

De todos modos, estamos en presencia del último grito proferido por el Maestro Interior porque todos los demás han fracasado o han sido sofocados.

Las discapacidades físicas o mentales

La cuestión de las discapacidades es demasiado grave para «resolverla» en unas pocas líneas, pero es, creo, importante procurar darles un sentido. Aunque no les quite nada a sus dificultades, a los padecimientos y a los problemas que plantean, esto puede al menos ayudarnos a dejar de vivirlas, seamos o no discapacitados nosotros mismos, como una fatalidad o una injusticia del destino, sino más bien como un reto –tal vez excesivo, loco, doloroso o injusto–, porque lo son.

La discapacidad se escribe en el eje de las opciones de encarnación. Entre las «coerciones» estructurales que escogemos para realizar nuestro Camino de Vida, nuestra Leyenda Personal, algunas son a veces duras o desagradables. Podemos nacer en un país, una familia, una cultura o una época que sean «fáciles o difíciles», según las necesidades de experimentación que tengamos. El nacimiento en un cuerpo discapacitado o la fabricación accidental de esa discapacidad forman parte de esta dinámica de opciones de encarnación.

Pero me importa volver de nuevo y con firmeza sobre el sentido que hay que darle a todo esto. La vida no es punitiva y me escandalizan esos escritos, o esas ideas, que dicen que hemos venido a pagar culpas (*véase* los capítulos sobre el Cielo Anterior y el No-Consciente). Las discapacidades no son *castigos*, sino *hándicaps*, y el sentido de las palabras es primordial, porque en un caso (castigo) significan que no somos «buenos», y en el otro que somos «fuertes». Porque ¿a quién se le da un hándicap en las carreras? ¡A los que son manifiestamente más fuertes! La vida no es ni viciosa ni perversa, le da a cada uno según sus capacidades, y si nos confía tareas arduas es porque sabe que somos capaces de superarlas (pero también que las necesitamos). Sabe proponernos pruebas para llevarnos a rebasarlas, pero sabiendo siempre dosificarlas en función de nuestras capacidades. Y cuando digo la vida, pienso «nosotros», porque somos nosotros quienes hemos elegido ese hándicap en nuestro Cielo Anterior o en nuestro No-Consciente.

Así pues, podemos formular la hipótesis de que las discapacidades de nacimiento son memorias kármicas, procedentes del Cielo Anterior, mientras que las discapacidades accidentales son elecciones del No-Consciente. Pero no dejan de ser pruebas de vida «elegidas» por seres poderosos, fuertes, cuya búsqueda es la de un uso «obligado» de esa fuerza hacia la paz, la aceptación y el amor a la vida, *a su vida*, incluso dentro de sus componentes que nos parecen los más «feos». Esto quizá nos pueda permitir comprender mejor el malestar que suele haber en la mirada de los «sanos» hacia los que están discapacitados, sobre todo de esos «sanos» que se pasan el día entero quejándose de su propia vida.

Entre las lecciones que me ha dado la vida, hay una que se me quedó grabada para siempre. Iba yo un día caminando por la calle, en una época en la que andaba lidiando con dificultades, benignas pero a las que había dejado que me invadieran. Mientras caminaba, iba rumiando mis ideas negras, cuando mi mirada se cruzó con la de una niña que venía en dirección hacia mí y que me dirigió una sonrisa resplandeciente cuando se cruzaron nuestras miradas. Me atravesó de parte a parte una emoción fulgurante, porque aquella chiquilla de unos 8 o 9 años era negra (como mis ideas) y discapacitada de las dos piernas (y mis problemas eran de orden relacional). Andaba con muletas, apoyándose en dos piernas articuladas, y la imagen que me devolvía, si bien ella tenía todas las razones para dudar de la belleza de la vida, era resplandeciente de vida, de alegría de vivir y de luz. Qué bofetada, qué lección cuando, en un fogonazo, yo acababa de comprender, de descodificar el lenguaje de la vida y su mensaje. Pero ¿quién era yo para atreverme a lamentarme de la vida, de mi propia vida? Es una lección que los discapacitados nos dan permanentemente. Recibo con regularidad el catálogo de las obras de un grupo de discapacitados que «pintan con la boca o con los pies» porque no tienen brazos o los han perdido, y a veces incluso ni piernas. Pero todas las pinturas o los objetos que fabrican son siempre portadores de vida, de sencillez, de amor y de esperanza.

Las discapacidades son, pues, elecciones de encarnación que deben superar aquellos que han realizado esas elecciones, pero también son oportunidades de crecer para todos nosotros, que estamos «sanos». Van destinadas a enseñarnos el amor, la tolerancia, la aceptación y la humildad...

Vamos a resumir en un esquema sinóptico las interacciones cuerpo/espíritu. En él podréis encontrar todos los grandes ejes simbólicos de las diferentes partes del cuerpo humano y tener así un medio simple para recuperar el sentido de los males (¿palabras?)[3] del alma. Concluiré simplemente apoyándome en el siguiente proverbio chino: «Cuando nos caemos, no es el pie el que se equivoca».

---

3. En francés, las palabras «*maux*» (males, dolencias, daños) y «*mots*» (palabras) suenan exactamente igual. *(N. de la T.)*

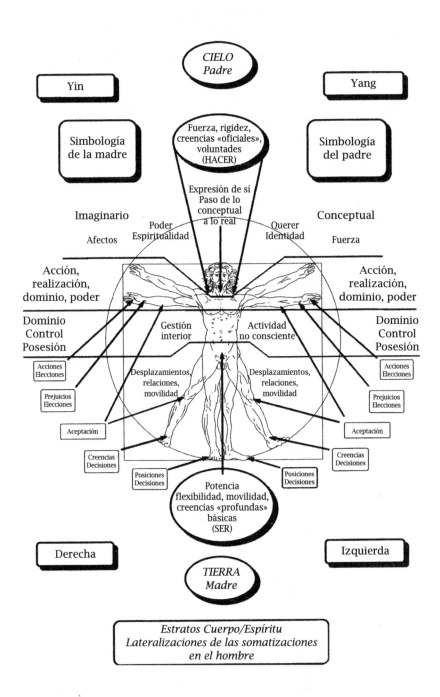

Estratos Cuerpo/Espíritu
Lateralizaciones de las somatizaciones
en el hombre

244

Conclusión

«Hasta que hoy no se convierta en mañana
no sabremos las bondades del presente».

—PROVERBIO CHINO—

La conclusión que deseo darle a este libro es más bien una introducción. Mi más caro deseo es que este libro sea para cada lector una introducción a la vida y a la confianza en esta vida, a través de esa mirada diferente que propongo. Constatar a la vez que algo nos habla a través de nuestro cuerpo y que nada pertenece al azar puede dar miedo o hacernos creer en la fatalidad. En realidad es lo contrario, y tenemos que comprender, como dice el alquimista de Paulo Coelho, que «si el Cielo nos da el conocimiento del futuro, es para que este sea modificado». Si la vida se comunica intensamente con nosotros y expresa a través de nuestro cuerpo lo que no va bien, es también para que podamos cambiar.

Toda evolución del ser comienza con una toma de conciencia de lo que es y de lo que hace. Esta fase, fundamental y necesaria, puede iniciarse con la comprensión de los mensajes que vienen del Maestro o Guía Interior. No obstante, esta no es suficiente en sí misma. Sería, en efecto, simplista reducir el sufrimiento de otro o de uno mismo diciendo: «Es por tal o cual razón, y es porque él ha elegido vivirlo así». Sería necio y ejercería un fatalismo negativo en el plano consciente de los individuos, haciéndolos incapaces de obrar para el cambio de sus memorias profundas e inconscientes. La responsabilidad total de cada uno frente a sus opciones de encarnación y de vida no autoriza comentario alguno. La conformidad con la «ley de la vida» no tiene que ser juzgada por nadie, porque nadie conoce sus pormenores. Que cada uno haga el trabajo en su puerta y el mundo estará bien cuidado. El monje taoísta Mong Tsé solía decir: «El gran defecto de los hombres es abandonar sus propios campos para ir a quitar la cizaña en los de los demás». Esta frase contiene dos ideas: la primera, que corresponde a «la visión de la paja en el ojo ajeno», y la segunda, que es la del error que consiste en querer cambiar a los demás o bien en hacer las cosas en vez de ellos, «creyendo que los ayudamos». Tenemos, como prioridad, la encomienda de la vida que se nos ha confiado. Gestionándola mejor, nuestra irradiación crece por sí misma y puede cambiar el mundo.

La *toma de conciencia* tampoco sirve para hacer desaparecer milagrosamente los males del cuerpo cuando hemos creído comprender las palabras del alma. Debe ir seguida siempre de un trabajo de *despertar de conciencia,* de un proceso de reflexión profundo y sincero respecto a nuestros comportamientos y posiciones de vida. Solamente entonces podremos implicar los cambios necesarios y a veces dolorosos, con el fin de liberar las energías «mal» densificadas en nosotros y que nos hacen sufrir. Y aún falta aceptar los mensajes que vienen y lo que significan, evitando terminantemente la posible confusión entre «estar uno a la escucha de sí y de su cuerpo» y «escucharse».

Escucharse consiste en buscar los gritos del cuerpo y apiadarse de ellos, haciendo del sufrimiento y de la tensión que los acompañan una manera de vivir que a uno le da la impresión de existir. Esta utilización perversa del dolor y del sufrimiento, signo de una falta de afecto y de una búsqueda de reconocimiento infantil, nos permite hacer que los demás nos compadezcan o se ocupen de nosotros. Y, si es así, no tendremos ningún interés en que eso cambie.

Estar uno a la escucha de sí y de su cuerpo es estar dispuesto a recibir los mensajes de nuestro Maestro o Guía Interior para cambiar y hacer lo necesario para «crecer». El resultado de esta actitud es el inverso de la precedente. La tensión y el sufrimiento pertenecerán cada vez menos a nuestra vida. Tendremos cada vez menos necesidad de hablar *de* nosotros mismos, porque estaremos en mejores condiciones para comunicarnos *con* nosotros mismos. Nuestras conversaciones con el exterior, menos parasitadas por eliminación de tensiones, de estrés o de emociones, se volverán entonces cada vez más enriquecedoras y portadoras de «verdad».

A veces es largo el camino antes de poder poner en marcha el proceso de liberación que lo invierte todo dentro de nosotros y puede conducirnos a la «sanación». Con mucha frecuencia, los demás (amigos, médicos, psicólogos, terapeutas, guías espirituales) nos pueden ayudar en ello, e incluso a veces *tratarnos*. En cambio, nosotros somos los únicos que nos podemos *curar*. Esta sanación puede ser sencilla y rápida si el síntoma es benigno y más difícil si la enfermedad es profunda, incluso considerada como incurable. Pero siempre depende de nuestra decisión profunda de sanar o no. Esta decisión, tomada al margen de toda voluntad consciente, pertenece a cada uno de nosotros y no ha de ser estimada o comprendida a través de criterios humanos o emocionales. Nuestra creencia sincera en nuestra capacidad para llegar a ello puede ayudarnos mucho en nuestro trabajo de liberación. El último elemento, finalmente, es algo indefinible, que anida en lo más profundo de nosotros y cuya fabulosa potencia se revela muchas veces, puesto que obra milagros todos los días: la vida…

Esto es algo para meditarlo y para conservarlo dentro de sí como una apertura, un faro, por el camino a veces lleno de baches de la vida, y buena ruta para cada uno hacia su Leyenda Personal…

Índice

¿CÓMO OCURRE?
¿CÓMO CONECTAR LAS COSAS
DENTRO DE NOSOTROS?

TERCERA PARTE

RECAPITULACIÓN
MENSAJES SIMBÓLICOS DEL CUERPO